D1752568

Manuelle Medizin
an der Halswirbelsäule

II

Manuelle Medizin an der Halswirbelsäule

Chirodiagnostik und -therapie

Arne Ernst, Joachim Meyer-Holz, Edgar Weller
Geleitwort von H.-D. Wolff

55 Abbildungen in 68 Einzeldarstellungen
13 Tabellen

1998
Georg Thieme Verlag Stuttgart · New York

Prof. Dr. med. A. Ernst
Unfallkrankenhaus Berlin
Rapsweg 55, 12683 Berlin

Prof. Dr. phil. Dr. med. J. Meyer-Holz
Staulinie 18, 26122 Oldenburg

Dr. med. E. Weller
Praxis für Physikalische Medizin
und Rehabilitation
Wurzener Str. 4, 01127 Dresden

Zeichnungen:
Rolf Köder, Stuttgart

Umschlaggraphik nach:
Eder/Tilscher: Chirotherapie,
3. Auflage, Hippokrates Verlag, Stuttgart 1995

Die Deutsche Bibliothek – CIP-Einheitsaufnahme
Ernst, Arne:
Manuelle Medizin an der Halswirbelsäule : 13 Tabellen / Arne Ernst ; Joachim Meyer-Holz ; Edgar Weller. [Zeichn.: Rolf Köder]. –
Stuttgart ; New York : Thieme, 1998

Wichtiger Hinweis: Wie jede Wissenschaft ist die Medizin ständigen Entwicklungen unterworfen. Forschung und klinische Erfahrung erweitern unsere Erkenntnisse, insbesondere was Behandlung und medikamentöse Therapie anbelangt. Soweit in diesem Werk eine Dosierung oder eine Applikation erwähnt wird, darf der Leser zwar darauf vertrauen, daß Autoren, Herausgeber und Verlag große Sorgfalt darauf verwandt haben, daß diese Angabe **dem Wissensstand bei Fertigstellung des Werkes** entspricht.

Für Angaben über Dosierungsanweisungen und Applikationsformen kann vom Verlag jedoch keine Gewähr übernommen werden. **Jeder Benutzer ist angehalten,** durch sorgfältige Prüfung der Beipackzettel der verwendeten Präparate und gegebenenfalls nach Konsultation eines Spezialisten festzustellen, ob die dort gegebene Empfehlung für Dosierungen oder die Beachtung von Kontraindikationen gegenüber der Angabe in diesem Buch abweicht. Eine solche Prüfung ist besonders wichtig bei selten verwendeten Präparaten oder solchen, die neu auf den Markt gebracht worden sind. **Jede Dosierung oder Applikation erfolgt auf eigene Gefahr des Benutzers.** Autoren und Verlag appellieren an jeden Benutzer, ihm etwa auffallende Ungenauigkeiten dem Verlag mitzuteilen.

© 1998 Georg Thieme Verlag
Rüdigerstraße 14,
D-70469 Stuttgart

Satz: primustype Hurler GmbH, 73274 Notzingen
gesetzt auf Textline mit HerkulesPro
Druck: Offizin Andersen Nexö, 04442 Zwenkau

Printed in Germany

ISBN 3-13-111341-3   1 2 3 4 5 6

Geschützte Warennamen (Warenzeichen) werden **nicht** besonders kenntlich gemacht. Aus dem Fehlen eines solchen Hinweises kann also nicht geschlossen werden, daß es sich um einen freien Warennamen handele.

Das Werk, einschließlich aller seiner Teile, ist urheberrechtlich geschützt. Jede Verwertung außerhalb der engen Grenzen des Urheberrechtsgesetzes ist ohne Zustimmung des Verlages unzulässig und strafbar. Das gilt insbesondere für Vervielfältigungen, Übersetzungen, Mikroverfilmungen und die Einspeicherung und Verarbeitung in elektronischen Systemen.

Geleitwort

Die aus reiner Empirie stammende manuelle Medizin ist in den letzten 20–30 Jahren zu einer unverzichtbaren komplementären Ergänzung der klassischen Medizin am Bewegungssystem herangereift. Ihr fächerübergreifendes Wirkungsspektrum hat ihr eine Brücken-, besser: eine Katalysatorenfunktion zwischen sehr heterogenen Fachdisziplinen verliehen.

Die HWS und vor allem der bedeutungsvolle kraniozervikale Übergang haben sich als die Regionen erwiesen, wo HNO-Medizin und manuelle Medizin zur Symbiose aufgerufen sind. In kaum einem anderen Land ist hier das vertrauensvolle Aufeinanderzugehen in den letzten Jahrzehnten so konsequent und wirkungsvoll praktiziert worden wie bei uns in Deutschland.

Der von den Autoren vorgelegte Leitfaden stellt sich vorbehaltlos in den Dienst dieser Entwicklung. Er ist getragen von der Faszination des Neuen und den ungewohnten theoretischen und praktischen Perspektiven, die sich hier aufgetan haben.

Es ist erstaunlich, wie tief er in die oft verwirrende Vielfalt manualmedizinischer Lehrsysteme eingedrungen ist und wie konsequent er den praktischen Alltag dieses „Hand"-Werks im Auge behält.

Ich wünsche sehr, daß dieser Leitfaden möglichst viele HNO-Kollegen erreicht und sie motiviert, sich intensiv mit dem – ungewohnten – Problemfeld vertraut zu machen, daß es sie anregt, die Hals-Nacken-Region zu be-„greifen" und sich damit für ihre Patienten neue diagnostische und therapeutische Möglichkeiten zu erschließen.

Trier, im Oktober 1997   H.-D. Wolff

Vorwort

Die Idee zum vorliegenden Buch entstammt der Hannoveraner Zeit der drei Autoren, die mittlerweile alle an anderen Orten tätig sind. Obwohl wir jeder unterschiedliche Schulen in der Ausbildung zum Manualtherapeuten durchlaufen haben (FAC, MWE und Lewit-Schule) und aus verschiedenen Fachdisziplinen stammen (HNO, Orthopädie, Physikalische Medizin), wollten wir unsere an gemeinsamen Patienten gemachten Erfahrungen zu einem praxisnahen Buch komprimieren.

Wir sind uns der damit verknüpften Schwierigkeiten bewußt, die bei der Terminologie (FAC, ÄMM, SMM, Osteopathie) beginnen und bei den unterschiedlichen Behandlungstechniken – nicht – enden. Wir erheben deshalb keinen Anspruch auf Vollständigkeit, d. h., das gesamte in den Einzelschulen gelehrte Repertoire (insbesondere die Grifftechniken) ist in unserem Buch nicht vertreten. Dennoch haben wir unter Reflexion auf die vorhandene Standardliteratur versucht, die Besonderheiten der von der HWS ausgehenden Krankheitsbilder, insbesondere im Bereich der HNO-Heilkunde, zu berücksichtigen.

Da die Manuelle Medizin aber eine Erfahrungswissenschaft ist, bei der etwas „be-griffen" wird, bekennen wir uns im Buch auch zur eigenen Subjektivität. Im Text wird dies durch das gelegentliche Einfügen des Passus *„unserer Ansicht nach"* hervorgehoben.

An dieser Stelle soll einigen Kollegen gedankt werden, ohne deren Hilfe und Unterstützung das vorliegende Buch nicht entstanden wäre: Dr. E. Biesinger (Traunstein) für viele Anregungen, Herrn Prof. Galanski, Prof. Becker und Prof. Haubitz von der Medizinischen Hochschule Hannover für die fachradiologische Beratung, Herrn Eckendorf für die fotografischen Arbeiten und den Herren Dr. H.-D. Wolff und Prof. Seifert für die wohlwollende Aufnahme unseres Buchprojektes.

Im August 1997

A. Ernst,
J. Meyer-Holz,
E. Weller

Inhaltsverzeichnis

I. Manualdiagnostik an der Halswirbelsäule

1	**Der Stellenwert manualmedizinischer Verfahren in der klinischen Medizin**	2
1.1	Wie und wo erlernt man manualmedizinische Untersuchungs- und Behandlungstechniken?	2
2	**Funktionelle Anatomie der Kopfgelenke, der Halswirbelsäule und des zervikothorakalen Übergangs**	5
2.1	Die reversible, hypomobile Dysfunktion eines Gelenks	8
3	**Diagnostisches Vorgehen beim Verdacht auf vertebragene Störungen und Erkrankungen**	10
3.1	Erhebung der Anamnese	10
3.1.1	Vertebragener Kopfschmerz	10
3.1.2	Vertebragene Erkrankungen im HNO-Fachgebiet	11
3.2	Inspektion und Palpation	12
3.2.1	Irritationspunkte und -zonen (Headsche Zonen)	16
3.2.2	Ligamentäre und myogene Ursachen einer gestörten Gelenkbeweglichkeit	16
3.3	Manualdiagnostische Übersichts- und Segmentdiagnostik zur Beweglichkeitsprüfung der HWS und angrenzender Regionen	17
3.3.1	Kopfgelenke (C0/C1)	17
3.3.2	Halswirbelsäule	21
3.3.3	Zervikothorakaler Übergang (ZTÜ)	23
3.3.4	Angrenzende Regionen	23
3.4	Befunddokumentation	27
3.5	Konventionelle Röntgendiagnostik der HWS	27
4	**Weiterführende objektive Methoden der Diagnostik**	30

II. Manualtherapie an der Halswirbelsäule

5	**Manualmedizinische Verfahren bei vertebragenen Erkrankungen**	36
5.1	Weichteiltechniken	37
5.2	Mobilisationsbehandlung einzelner Gelenke	39
5.2.1	Passive Mobilisationsbehandlung	39
5.2.2	Aktive Mobilisationsbehandlung	41
5.3	Muskelenergietechniken (PIR und MET)	41
5.4	Atem- und Blickwendetechnik	42
5.5	Manipulationsbehandlungen	43
6	**Atlastherapie (nach Arlen)**	48
7	**Manualtherapie im Kindesalter**	49
8	**Therapeutische Lokalanästhesie**	51
8.1	Indikationen zur therapeutischen Lokalanästhesie (TLA)	51
9	**Medikamentöse Zusatzbehandlung bei vertebragenen Erkrankungen**	56
9.1	Medikamentöse Zusatzbehandlung bei akuten Schmerzzuständen	56
9.2	Medikamentöse Zusatzbehandlung bei chronischen Schmerzzuständen	56
10	**Ärztliche Verordnung physiotherapeutischer Behandlung**	57
11	**Anleitungen zur Selbstübung und -behandlung**	58
12	**Medikolegale Aspekte der Manipulationsbehandlung der HWS**	62
12.1	Aufklärung vor der Manipulationsbehandlung der HWS – wie und wann?	62
12.2	Zwischenfälle und deren Vermeidung im Rahmen von Manipulationsbehandlungen an der HWS	62
13	**Abrechenbarkeit manualmedizinischer Leistungen**	64

III. Die HWS-Distorsion nach Beschleunigungsverletzung aus manualmedizinischer Sicht

14 Pathomechanismus und Klassifizierung der Verletzungsfolgen 67
14.1 Diagnostik der akuten HWS-Weichteildistorsion (inkl. Röntgendiagnostik) 69

15 Manualtherapeutische Erstbehandlung der HWS-Weichteildistorsion 71
15.1 Therapie von Folgezuständen nach Beschleunigungsverletzungen der HWS 71
15.2 Hilfe durch Selbsthilfe-Patientenorganisationen 73

16 Gutachterliche Aspekte von Beschleunigungsverletzungen der Halswirbelsäule 75

Literatur 77

Sachverzeichnis 80

I. Manualdiagnostik an der Halswirbelsäule

1 Der Stellenwert manualmedizinischer Verfahren in der klinischen Medizin

Die Manuelle Medizin ist eine fachübergreifend wirksame Disziplin, die von den Fachärzten ausgeübt wird, die am Bewegungssystem tätig werden. Sie befaßt sich mit reversiblen Funktionsstörungen am Haltungs- und Bewegungsapparat. Diese können entweder *mechanisch* (durch Hyper- oder Hypomobilität von Gelenken) oder/und *reflektorisch* (durch Myogelosen/Tendinosen) verursacht worden sein.

Das der Manuellen Medizin zugrunde liegende *Denkmodell* basiert auf der Vorstellung, daß Störungen der Gelenkbeweglichkeit zu Störungen im *„Bewegungssegment"* (*„Arthron" oder „Vertebron"*), d. h. dem zugehörigen Muskel-, Faszien-, Band- und Hautbestandteil (und umgekehrt) führen können (nach Junghanns) (Abb. **1**). Entsprechend diesem neurophysiologischen Ansatz (Wolff 1996) sind die einzelnen Wirbelgelenke (ihre Proprio- bzw. Nozizeptoren), die Muskulatur, Bandscheiben und der Bandapparat sowie das zugehörige Hautsegment über *vielfache reflektorische Vorgänge* miteinander verknüpft, die sich auch untereinander und wechselseitig beeinflussen können (Abb. **2**).

Ziel der Manualdiagnostik ist es, den Ort der Störung im Bewegungssegment aufzudecken, um so gezielt behandeln zu können. Als Synonym findet man für die Manuelle Medizin auch den Namen „Chirodiagnostik und -therapie" (oder Chiropraktik). Während sich in den USA bereits Ende des vorigen Jahrhunderts Schulen (nach Dvorak et al. 1991, Greenman 1993) herausgebildet hatten (Osteopathie und Chiropraktik), begann die Schulenbildung in Europa erst vor wenigen Jahrzehnten (Neumann 1989). Im deutschsprachigen Raum ging sie zum Teil von Nicht-Schulmedizinern aus und fand Unterstützung durch bedeutende Persönlichkeiten, wie z. B. Zuckschwerdt, Junghanns, Gutmann u.v.a. Mittlerweile gilt die Manuelle Medizin als etablierte, fachübergreifende Disziplin, die auch akademisch durch Lehraufträge (z. B. H.D. Wolff in Homburg/Saar) verankert ist (Baumgartner 1993). Das Besondere der Manuellen Medizin im Kanon der Einzeldisziplinen ist unverändert der häufig eintretende, sofortige Behandlungserfolg: Im günstigsten Fall lassen sich die vom Patienten als lästig oder schmerzhaft empfundenen Beschwerden durch die Anwendung von Grifftechniken (Manipulation) sofort beseitigen (Abenhaim u. Bergeron 1992).

Vor der Manualtherapie steht jedoch die Manualdiagnostik (und die sorgfältige Ausbildung des Manualmediziners!). Die Manuelle Medizin ist kein „Allheilmittel", sondern sollte sinnvoll als ein *zusätzliches Hilfsmittel* bei einigen Erkrankungen (z. B. auch im HNO-Gebiet) zur Anwendung kommen.

Die *HWS spielt dabei für den HNO-Arzt die wichtigste Rolle*, ist sie doch aufgrund ihrer funktionellen und strukturellen Eigenschaften prädestiniert für segmentale Bewegungsstörungen, da sie *der beweglichste (höchstmögliche Anzahl an Freiheitsgraden der Bewegung bei geringster ossärer, ligamentärer bzw. muskulärer Führung), aber auch der störanfälligste Abschnitt der Wirbelsäule* ist (Wolff 1988b). So wird auch verständlich, warum Störungen in anderen Wirbelsäulenabschnitten (z. B. Beinlängenverkürzung, Blockierungen im Iliosakralgelenk) den Bereich der HWS beeinflussen können und z. B. funktionelle Störungen in einem entfernten Bewegungssegment („Verkettungen") bewirken können (z. B. Biedermann 1992). Im Bereich der Halswirbelsäule ist deshalb die Manuelle Medizin eine sinnvolle Ergänzung neurologischer, orthopädischer, ophthalmologischer bzw. HNO-ärztlicher u. a. Behandlungsmethoden. HNO-ärztliche Krankheitsbilder sollen im vorliegenden Buch besondere Beachtung finden. Dies hat bereits eine lange Tradition (z. B. Decher 1969; Falkenau 1977; Gutmann 1953, 1968; Biesinger 1989, 1997; Hülse 1994, Seifert 1981, 1994).

1.1 Wie und wo erlernt man manualmedizinische Untersuchungs- und Behandlungstechniken?

Die *Bundesärztekammer hat am 21. 4. 1995 verbindliche Richtlinien zur Weiterbildung erlassen, womit auch der Erwerb der Zusatzbezeichnung „Chirotherapie"* geregelt wurde. Das entsprechende Curriculum dient der Qualitätssicherung der Kurse. Zudem ist das Absolvieren eines der angebotenen Kurssysteme (s.u.) die Voraussetzung dafür, um die Zusatzbezeichnung bei der zuständigen Landesärztekammer zu beantragen.

Die *Kurssysteme* beinhalten einen *Einführungskurs, Untersuchungs- und Behandlungskurse für die Extremitäten sowie Wirbelsäulenkurse (einschließlich Röntgendiagnostik)*. Nach Abschluß der Kurse wird eine Prüfung absolviert. Nicht-Orthopäden müssen noch eine einwöchige Hospitation in einer dafür zugelassenen Weiterbildungsstätte nachweisen.

Eine *für den HNO-Arzt* einzigartige Möglichkeit, sich mit manualmedizinischen Techniken vertraut zu machen, besteht in der Durchführung der Informationskurse beim jährlichen Berufsverbandstreffen in Hannover (zu erfragen über den HNO-Berufsverband). Die Kurse werden durch den *Altmeister der Manuellen Medizin in Deutschland (H.D. Wolff) und einen HNO-Kollegen (E. Biesinger)* geleitet. Sie ermöglichen einen tieferen Einblick in die Möglichkeiten manualmedizinischer Tätigkeit.

Außerdem bietet für *HNO-Ärzte das BG-Unfallklinikum Berlin (A. Ernst)* gemeinsam mit einem erfahrenen *FAC-Lehrer und Orthopäden (G. Marx)* ein straff geglie-

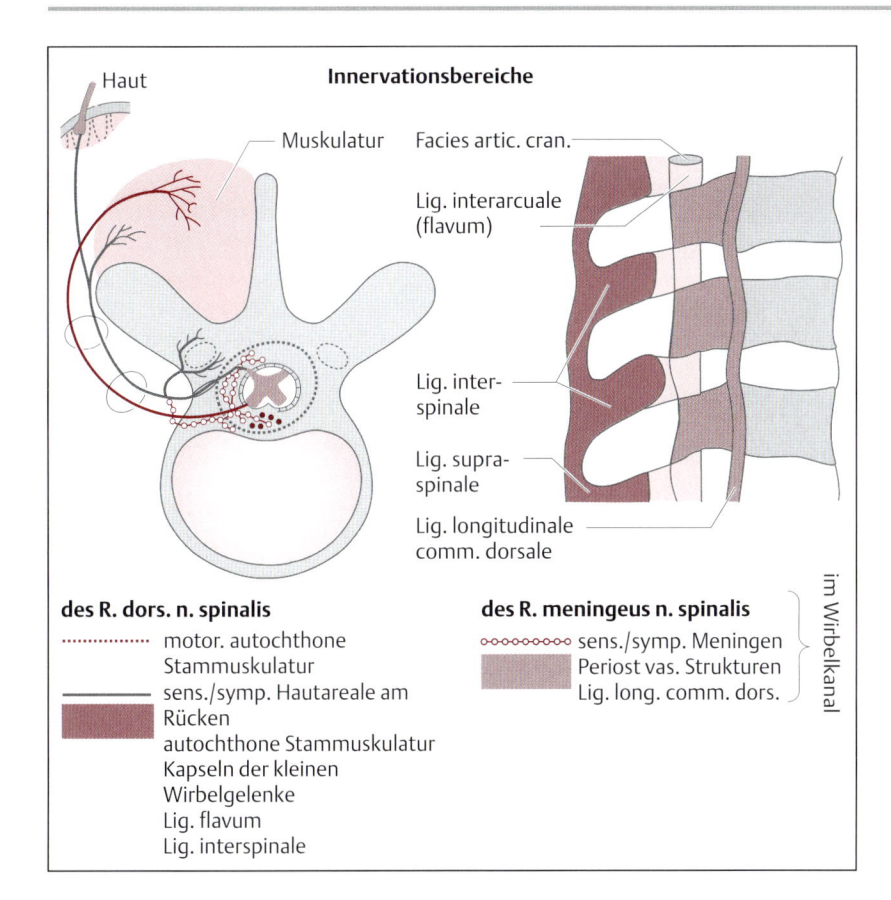

Abb. 1 Neurale Versorgung des Bewegungssegmentes und reflektorische Verknüpfungen zwischen Wirbelgelenk und zugehörigem Muskel- bzw. Hautgebiet („Bewegungssegment") (nach Eder u. Tilscher).

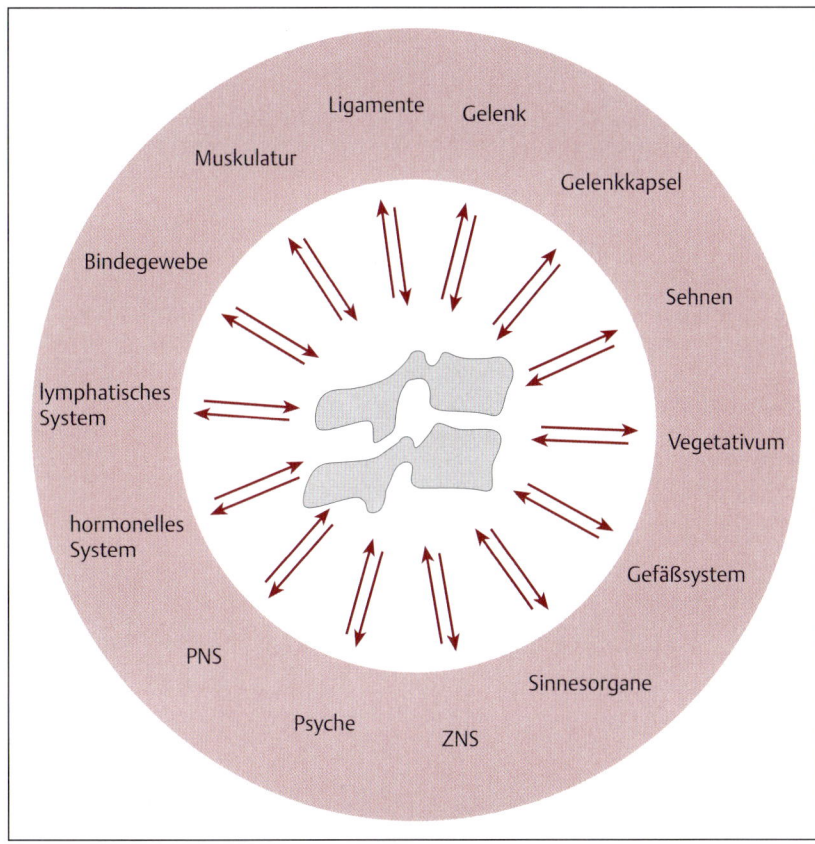

Innervationsbereiche

Haut
Muskulatur
Facies artic. cran.
Lig. interarcuale (flavum)
Lig. interspinale
Lig. supraspinale
Lig. longitudinale comm. dorsale

des R. dors. n. spinalis
- .... motor. autochthone Stammuskulatur
- ———— sens./symp. Hautareale am Rücken
- ▬▬▬ autochthone Stammuskulatur Kapseln der kleinen Wirbelgelenke Lig. flavum Lig. interspinale

des R. meningeus n. spinalis
- ∘∞∘∞∘ sens./symp. Meningen Periost vas. Strukturen Lig. long. comm. dors.

im Wirbelkanal

Abb. 2 Schematische Verknüpfung der Elemente des „Bewegungssegments" mit den einzelnen Organsystemen (nach Eder u. Tilscher).

Ligamente
Gelenk
Muskulatur
Gelenkkapsel
Bindegewebe
Sehnen
lymphatisches System
Vegetativum
hormonelles System
Gefäßsystem
PNS
Sinnesorgane
Psyche
ZNS

dertes Kurssystem für das Erlernen manualmedizinischer Techniken an der HWS an (Termine sind über das Sekretariat der HNO-Klinik im UKB, Rapsweg 55, 12683 Berlin, Tel. 0 30/56 81 29 01 zu erfragen).

Der *Deutschen Gesellschaft für Manuelle Medizin gehören drei Ärzteseminare* an, die jeweils ein eigenes, sich voneinander unterscheidendes Kurssystem zum Erwerb der Zusatzbezeichnung anbieten. Auf Verlangen wird gern ein Kurskalender zugesandt:
- FAC (Ärzteseminar Hamm-Boppard e. V.), Obere Rheingasse 3, 56154 Boppard (Tel. 0 67 42/8 00 10).
- ÄMM (Ärztevereinigung für Manuelle Medizin – Ärzteseminar Berlin), Frankfurter Allee 203, 10317 Berlin (Tel. 0 30/52 27 94 40).
- MWE (Ärzteseminar Neutrauchburg e. V., Dr. Karl Sell-Ärzteseminar), Riedstr. 5, 88308 Isny (Allgäu), Pf. 1141 (Tel. 0 75 62/9 71 80).

Als Einführungslektüre empfehlen sich für Neueinsteiger die Bücher (alphabetisch) von Baumgartner et al. (1993), Dvorak u. Dvorak (1990), Neumann (1989), Wolff (1988 b, 1996).

2 Funktionelle Anatomie der Kopfgelenke, der Halswirbelsäule und des zervikothorakalen Übergangs

Die Wirbelsäule weist in der Sagittalebene physiologische Krümmungen auf, die sich als nach ventral gerichtetete Lordose in der HWS, in der BWS als Kyphose mit unterschiedlichem Krümmungsscheitel und lumbal als Lordose mit Übergang in das verlängernde Steißbein abbilden (Abb. 3).

Diese physiologische Formcharakteristik wird durch die anatomische Form der Wirbel sowie der zugehörigen Bänder und Muskeln geprägt. Die kleinen Wirbelgelenke und deren Stellung sind es vor allem, die die unterschiedlichen Bewegungen der WS ermöglichen (Wolff 1981). Jedes einzelne WS-Segment besteht aus Wirbelkörper, einem Wirbelbogen und den sich anschließenden Dorn-, Gelenk- und Querfortsätzen.

Das Wirbelbogengelenk ist Teil des *Bewegungssegments* (Junghans) als kleinster funktioneller Einheit der Wirbelsäule (nach Neumann 1989). Dazu gehören die Bandscheibe, das Wirbelbogengelenk sowie der Bandapparat. In Erweiterung dieses anatomisch-deskriptiven Begriffs wurde unter Einbeziehung von dazugehörigen Muskeln und Nerven von Gutzeit der Begriff *Vertebron* eingeführt. Unter Berücksichtigung der funktionellen Interaktionen zwischen diesen Elementen des Vertebrons prägte man den Begriff *Arthron als übergeordneter Funktionseinheit* (Wolff 1996).

Die Halswirbelsäule (einschl. des Kopfgelenkbereichs) teilt man in drei funktionell eigenständige Abschnitte ein:
- die Kopfgelenke (Kondylen der Hinterhauptsschuppe, Atlas – Axis),
- die mittlere Halswirbelsäule (dritter bis fünfter Halswirbel),
- den zervikothorakalen Übergang (sechster und siebenter Halswirbel, erster bis dritter Brustwirbel, Rippenansätze).

Der Kopfgelenksbereich stellt dabei einen physiologisch und anatomisch besonderen Abschnitt dar, da er vielfältige funktionale Verschaltungen mit einer hohen Beweglichkeit kombiniert. Diese Besonderheiten sind phylogenetisch bedingt und machen die besondere Stellung dieser kraniozervikalen Übergangsregion deutlich, insbesondere im Verletzungsfall (zur Übersicht vgl. Wolff 1991, Hülse 1997).

Der *erste Halswirbel (Atlas)* ist ringförmig gebaut und morphologisch anders als die darunter gelegenen Wirbel gestaltet. In seinem vorderen Anteil gelegen, trägt er statt des Wirbelkörpers die beiden ovalen Massae laterales (Abb. 4). Diese Gelenkflächen artikulieren mit den Hinterhauptskondylen. Diese anatomische Form ermöglicht die Ante- und Retroflexion sowie ein Seitnicken. *Diese Bewegungen sind über das Gelenkspiel als Endgefühl zu untersuchen.* Eine Rotation ist nur minimal möglich. Im Gelenk zwischen Okziput und Atlas gleiten die Kondylen des Hinterhauptes und ermöglichen eine Flexion und eine Extension um einen Drehpunkt, der sich über dem Hinterhauptsloch im Schädelinneren befindet (Mittelpunkt einer gedachten Kugel). *Flexion und Extension können als Funktionsbewegungen geprüft werden, endgradig auch als Gelenkspiel, die axiale Rotation prüft man als Rotationsendfederung,* die Seitneigung wiederum beidseits durch ein seitliches Kopfnicken, geprüft bei zur Gegenseite gedrehtem Kopf. Funktionell ist die Rotation mit einer synkinetischen Seitneigung verknüpft.

Der *zweite Halswirbel (Axis)* besitzt einen kräftigen Wirbelkörper, über dem sich nach oben der Atlaszahn (Dens axis) aufrichtet. Morphologisch ist der *dritte Halswirbel*, der funktionell noch zu den Kopfgelenken zu rechnen ist, ähnlich den Wirbeln vier bis sieben. Im Querfortsatz befindet sich ein vertikal ausgerichtetes Foramen zur Aufnahme der aufsteigenden A. vertebralis (Abb. 4). Hieraus resultiert die enge topographische Beziehung zwischen A. vertebralis, dem Spinalnerv sowie den begleitenden segmentalen arteriellen, venösen und Lymphsystemen.

Folgende anatomische Strukturen lassen sich palpieren:
- Querfortsatz des Atlas und der hintere Atlasbogen,
- Querfortsatz, Gelenkfortsatz und Dorn des zweiten, des dritten und der folgenden Halswirbel.

Folgende Einzelbewegungen sind an der HWS und im ZTÜ möglich (Abb. 5):
- *Im Bereich des oberen Kopfgelenkes:* Flexion und Extension, geringe Nickbewegung (Seitneigung) und minimale Rotation.
- *Im Bereich des unteren Kopfgelenkes:* Rotation, Flexion, Extension und Lateroflexion.
- *In C2/C3 bis zur obersten BWS:* Flexion und Extension, Rotation und Lateroflexion.

Die Übergangszone zwischen HWS und BWS ist morphologisch gekennzeichnet durch das Fehlen der Rippen am kranialen Wirbelsäulenteil. Funktionell reicht die Beweglichkeit der HWS bis in die obere BWS. *Deshalb findet sich bei summarischer Prüfung der Vor- und Rückbeuge häufig eine Bewegungseinschränkung.* Die Funktionsstörungen liegen jedoch häufig nicht in der HWS, sondern in der BWS. Diese Besonderheiten kann man durch Prüfung der oberen BWS in Anteflexion, Retroflexion, aber auch in Rotation untersuchen. Die Prüfung der Beweglichkeit der Rippen dient dem gleichen Anliegen. *Eine wichtige Besonderheit besteht darin, daß sich vor dem Köpfchen der ersten Rippe das Ganglion stellatum befindet. Andererseits hat der Rippenverlauf enge Beziehungen zu den in den Foraminae intervertebrales austretenden Gefäßen und Nerven.* Der Rippenverlauf nach

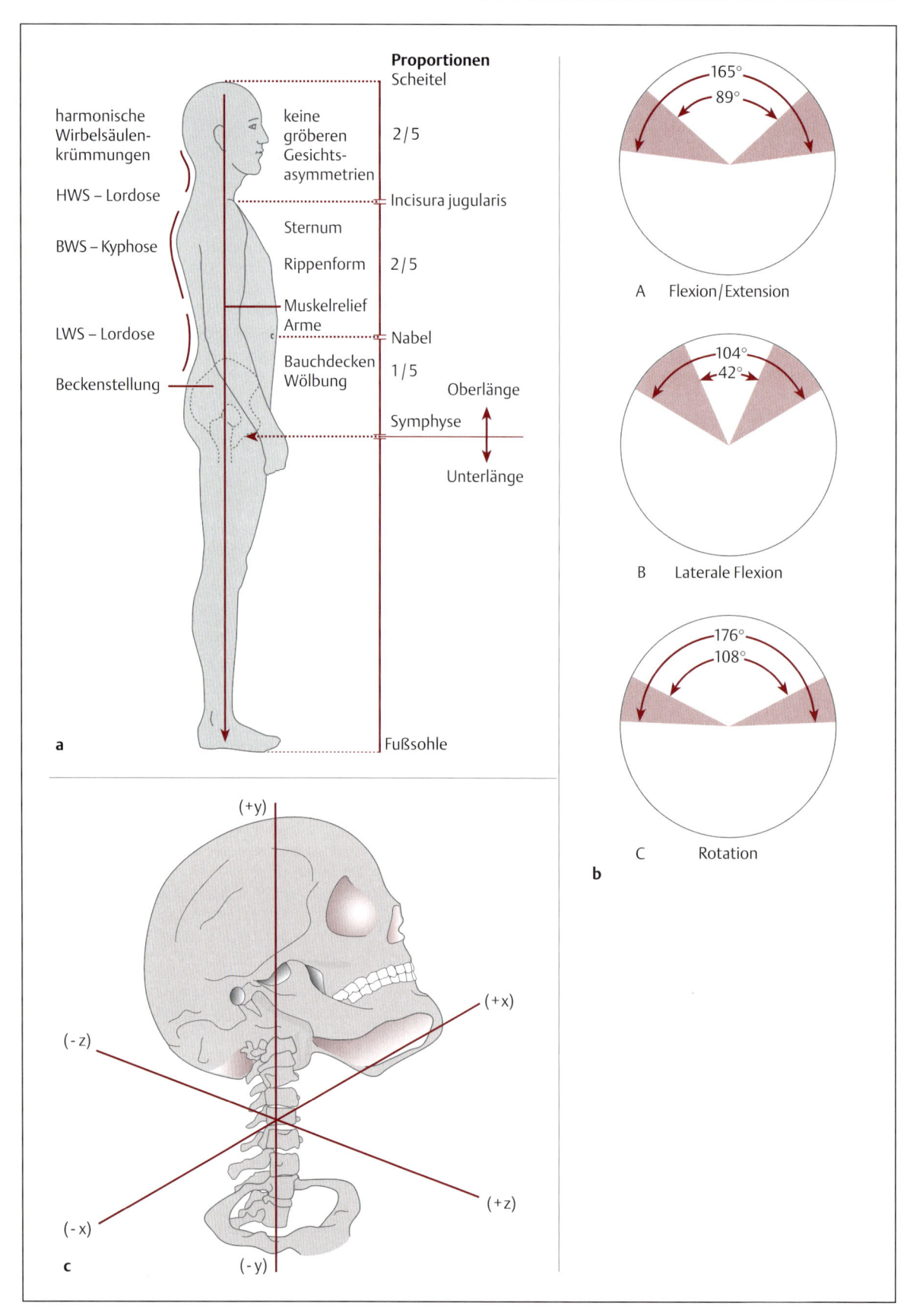

Abb. 3 **a** Seitliche Gesamtinspektion der Wirbelsäule mit Proportionen und physiologischen Krümmungen (nach Frisch).
b Normales Ausmaß der möglichen Globalbewegungen der HWS. (A – Ante- und Retroflexion, B – Lateroflexion, C – Rotation) (nach Foreman u. Croft).
c Höchstmögliche Anzahl an Freiheitsgraden der HWS (nach Foreman u. Croft).

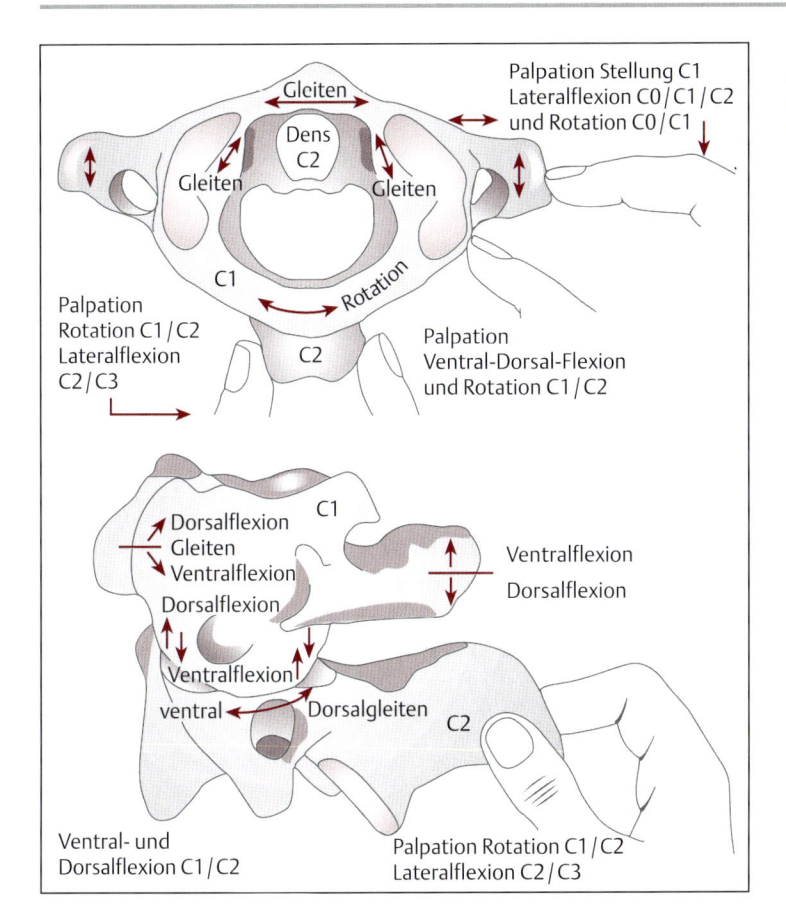

Abb. 4 Übersicht über die anatomische Beschaffenheit der Kopfgelenke und der oberen HWS sowie die möglichen Bewegungen (nach Frisch).

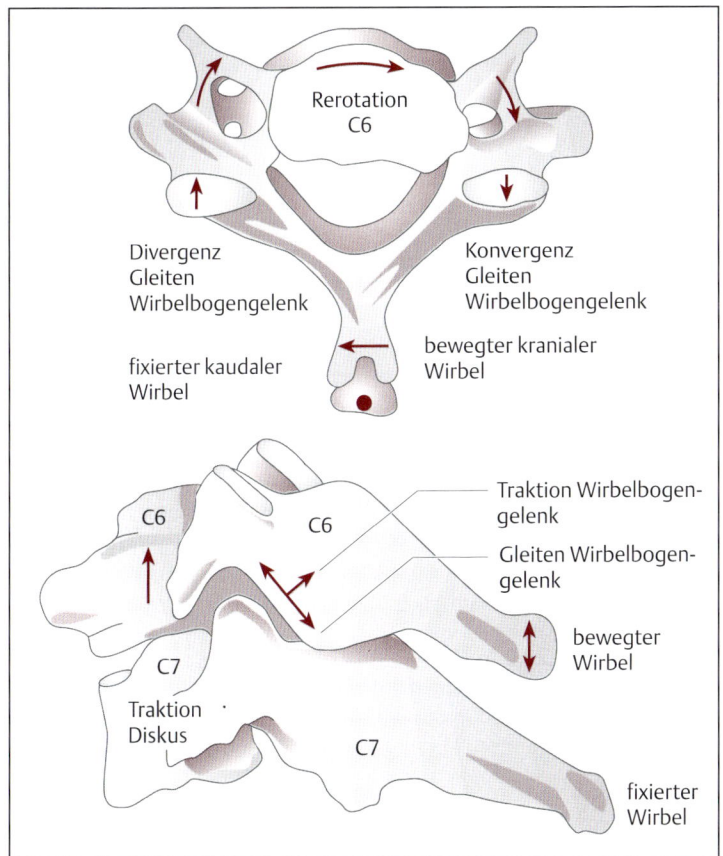

Abb. 5 Übersicht über die anatomische Beschaffenheit der unteren HWS und des ZTÜ sowie die möglichen Bewegungen (nach Frisch).

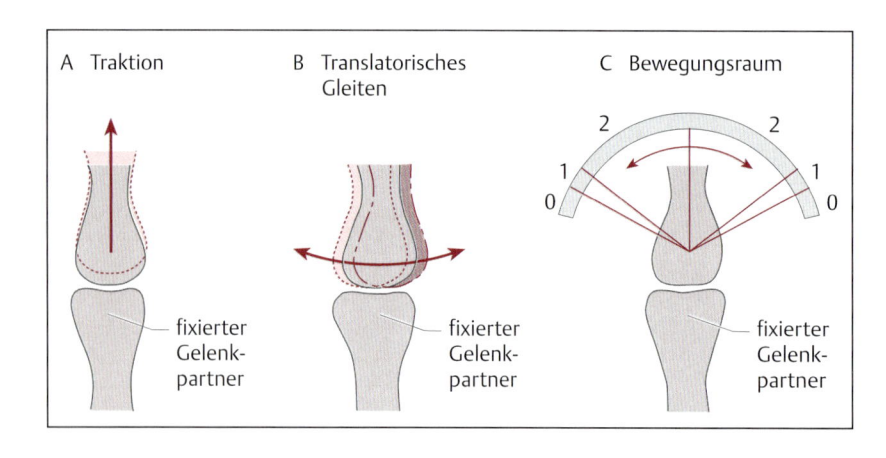

Abb. 6 Darstellung des Gelenkspiels (joint play) und des Bewegungsraumes (1 unwillkürlicher, 2 willkürlicher Bewegungsraum) (nach Wolff).

A Traktion
B Translatorisches Gleiten
C Bewegungsraum

vorn bringt oft Bewegungsbehinderungen und Schmerzen, die sich im Bereich des sternalen Rippenansatzes manifestieren, andererseits sind vertebroviszerale Beziehungen, insbesondere zu Herz (vertebrokardiale Beschwerden als Angina-pectoralis-vertebralis/-costalis/-Verkettungssyndrom) und Lunge (schmerzhafte Dyspnoe) funktionell bedeutsam.

2.1 Die reversible, hypomobile Dysfunktion eines Gelenks

Die Bewegungen des Achsenorgans unterliegen einer zentralen Steuerung und sind rückgekoppelt. Ein Bewegungsentwurf wird vom Kleinhirn und den Stammganglien kontrolliert und modifiziert. Bei der Umsetzung des Entwurfs in der Peripherie ist vorwiegend die Muskulatur beteiligt. Sie spielt also bei allen Bewegungsvorgängen eine wichtige Rolle. Andererseits sind die zwei benachbarten knöchernen Gelenkpartner das Substrat, an dem die Bewegung abläuft.

Die reversible, hypomobile Dysfunktion eines Gelenks („Blockierung") spielt in der Manuellen Medizin als Pathomechanismus die wichtigste Rolle (nach Wolff 1996). Sie ist mit einem partiellen Verlust an Mobilität einerseits *(„gelenkmechanischer Aspekt")* als auch mit neurophysiologisch gesteuerten Begleitreaktionen verknüpft *(„neurologischer Aspekt"),* wie z. B. Haut-, Muskelschmerz, Organstörung (nach Wolff 1993).

Ursachen solcher hypomobilen Dysfunktionen können sein (vgl. auch 3.1):
– akute und chronische Fehlbelastungen im Beruf (Computerarbeitsplatz), im Sport, aber auch bei der Schlaflagerung;
– Traumatisierungen, z. B. nach HWS-Distorsion infolge Beschleunigungsverletzung;
– längerdauernde Ruhigstellung;
– falsch koordinierte, rasche Bewegungsabläufe;
– reflektorische Fehlsteuerung aus den inneren Organen;
– strukturelle Veränderungen in den Gelenken, z. B. durch Arthrosen und Arthritiden;
– Bagatelltraumen (Gelenkverletzungen ohne nachweisbare Strukturveränderungen);
– Bandscheibenvorfälle und intradiskale Bandscheibenprotrusionen.

Der Schmerz tritt bei der Hypomobilität erst auf, wenn zusätzliche nozizeptive Afferenzen, z. B. aus den Gelenkkapseln, aktiviert werden. Die nozizeptive Reaktion erfolgt umgehend über die Muskulatur. Durch eine reflektorische Verspannung versucht der Körper, eine Ruhigstellung des betroffenen Gelenks zu erreichen. Bei aktiver Bewegung empfindet dies der Patient als Schmerz. Dabei muß dieser Schmerz nicht unbedingt in unmittelbarer, direkter Nachbarschaft des funktionsgestörten Gelenks empfunden werden, sondern kann fortgeleitet auftreten (vgl. 3.2.1).

Der Untersuchungsablauf zur Funktionsprüfung eines Gelenks gliedert sich in:

a) Übersichtsdiagnostik (Messung des Bewegungsausschlags in Winkelgraden)
Man geht davon aus, daß ein normaler Bewegungsausschlag nur möglich ist, wenn das Gelenkspiel am Einzelgelenk normal ist (vgl. b). Wichtig ist die Berücksichtigung der *Symmetrie der Bewegungen,* bevor man den maximal möglichen Bewegungs**aus**schlag (nach der Neutral-Null-Methode) und den Bewegungs**an**schlag erfaßt. Dieser beschreibt die Endspannung (das „Endgefühl") beim Prüfen. Im Falle einer *Hypomobilität* tritt sie auf einer kürzeren Bewegungsstrecke als im Normalfall auf.

Die *Hypermobilität* erfordert ein besonderes Verständnis für die Kinematik der Bewegungsfunktionen. Diese Überbeweglichkeiten können kompensierend in der Umgebung eines ansonsten hypomobil gestörten oder vorzeitig degenerativ veränderten Segments vorkommen, andererseits aber auch idiopathisch bei Patienten mit lokaler Hypermobilität auftreten. Man findet jedoch auch konstitutionelle Hypermobilitäten bei Patienten mit allgemeiner Überbeweglichkeit. Die Behandlung erfordert in solchen Fällen einen (mit zumeist hohem krankengymnastischem Aufwand verbundenen) muskulären Stabilisierungsversuch. Traktionen, Mobilisationen, Manipulationen sind kontraindiziert!

b) Untersuchung des Gelenkspiels

Das Gelenkspiel *(joint play)* umfaßt die Summe der physiologischen, translatorischen und passiven Gleitbewegungen, die in einem Gelenk möglich sind (Abb. **6**). Man unterscheidet die möglichen Bewegungs*ausschläge nach Arbeits-, Reserve- und Passivbewegungen*. Hypomobile Funktionsstörungen des Gelenks erfassen den Bereich der Reserve- und Passivbewegungen. Störungen der (physiologischen) Arbeitsbewegungen (geprüft in der *Übersichtsdiagnostik, a*) haben ihre Ursachen in schwerwiegenden Strukturveränderungen am Gelenk oder begleitenden, komplexen Störungen im Bewegungssegment (z. B. ligamentär oder myogen).

Störungen des Gelenkspiels können aber auch (sekundär) knöcherne, kapsuläre, band- oder muskelbedingte Fehlfunktionen nach sich ziehen. Sie können die Bewegungseinschränkung mitverursachen, die aufgrund der hypomobilen Funktionsstörung des Gelenks entsteht. Weitere, sich anschließende Tests im Rahmen des Untersuchungsablaufs umfassen *Bänder- und Muskelfunktionstests* (3.2.2) sowie die *Suche nach Irritationspunkten und -zonen* (3.2.1).

3 Diagnostisches Vorgehen beim Verdacht auf vertebragene Störungen und Erkrankungen

Das diagnostische Vorgehen bei dem Verdacht auf eine HWS-Funktionsstörung sollte sich an folgendem Schema orientieren:
- Anamnese,
- Inspektion,
- Palpation (orientierende und segmentale Untersuchung),
- Untersuchung der Irritationspunkte und -zonen,
- Muskelwiderstandstests,
- Untersuchung von Nachbargelenken bzw. -regionen.

3.1 Erhebung der Anamnese

Nach erfolgter fachärztlicher Untersuchung sollten folgende Punkte im Rahmen der Anamneseerhebung gezielt angesprochen werden:
- *Dauer und Charakter der Beschwerden* (typisch vertebragen: chronisch-intermittierender Verlauf, paroxysmales Auftreten von Schmerzerscheinungen).
- *Ort der Beschwerden und Ausstrahlung* (Wo sitzt der Schmerz?, typisch vertebragen: Halbseitigkeit).
- *Bewegungs- und Haltungsabhängigkeit der Beschwerden* (Fehlstereotypien).
- *Berufliche Belastung* (monotone Bewegungsmuster, z. B. Bildschirmarbeitsplatz mit einer überdurchschnittlichen Belastung des Schulter-Arm-Gürtels).
- *Durchgemachte Kopf-Hals-Verletzungen, insbesondere Verkehrsunfälle* (Beschleunigungsverletzungen der HWS als Kontakt- oder Non-Kontakt-Verletzung).
- *Auffällige Haltungsasymmetrien* (z. B. Beckenschiefstand, Hyperlordosierung der HWS).
- *Frühere Behandlungen in anderen Wirbelsäulensegmenten* (z. B. Bandscheibenprolaps der LWS).
- *Psychische Belastung* (cave Stigmatisierung!).

Durch diese *gezielte Anamnese nach der fachärztlichen Untersuchung* sollen Risikofaktoren ermittelt werden, die für eine Funktionsstörung der HWS sprechen.

3.1.1 Vertebragener Kopfschmerz

Vertebragene (Synonym: zervikogene) Kopfschmerzen können durch *hypomobile Dysfunktionen der HWS-Gelenke*, aber auch myogen ausgelöst werden (seltener: ligamentär – z. B. posttraumatische Irritation des hinteren Längsbandes). Die *Myogelosen* und der **muskuläre Hypertonus** können wiederum primär Folge einer Traumatisierung sein oder sekundär auf die Gelenkdysfunktion zurückgehen.

Die Abgrenzung (echter) vertebragener Kopfschmerzen gegen andere Formen des Kopfschmerzes kann sich im Einzelfall schwierig gestalten (kombiniert häufig mit Blockierungen als Auslöser für Migräne).

Hinweiszeichen für eine Vertebragenität sind folgende Befunde:
- *Pseudoradikuläre Schmerzen* mit dermatomüberschreitenden Dysästhesien,
- *Myogelosen* und Hartspann der Muskulatur (typisch: *kurze Kopfnicker*) bei *fehlenden* neurologischen Ausfällen (s. u.).

Wichtigste Hinweise (neben der segmentalen Untersuchung) bieten die Palpation der Hals- und Nackenmuskulatur sowie die *Suche nach Triggerpunkten (myofasziale, ligamentäre und Nervenaustrittspunkte)*. Jedoch sollte beim Patienten orientierend die Gesamtstatik (gesamte Wirbelsäule) geprüft werden, um ein komplexes Störungsmuster (Verkettungen) zu erkennen (z. B. Beckenschiefstand, Skoliose mit Kopfschiefhaltung, Rundrücken mit kompensatorischer zervikaler Hyperlordosierung).

Diagnostisch sollten folgende Kopfschmerzformen berücksichtigt werden:
- *Zervikalmigräne (Migraine cervicale)*
  Migränekopfschmerz mit klarer Halbseitenbetonung, häufig durch Kopfgelenkblockierung ausgelöst (spricht gut auf Manipulation bzw. TLA an) (Stodolny u. Chmielewski 1991).
- *Posttraumatischer Kopfschmerz*
  Dumpfer, Intensitätsschwankungen unterworfener Kopfschmerz nach knöchernen oder Weichteilverletzungen bzw. nach Wirbelsäulenchirurgie. Zumeist muskulär bedingt, spricht daher gut auf TLA, medikamentöse Therapie oder Muskelenergietechniken an.
- *„Spannungskopfschmerz"*
  Dieser (häufig als Oberbegriff mißbrauchte) Terminus beschreibt den durch reflektorische Verspannung der Nackenmuskulatur ausgelösten Kopfschmerz. Er tritt gehäuft bei Patienten auf (typisch: junge Frauen), die am Schreibtisch arbeiten, unter Streß stehen (muskuläre Verspannung!) bzw. hypermobil und muskulär unterentwickelt sind. *Akut* bringen entweder TLA, medikamentöse Therapie mit Antiphlogistika/Myotonolytika, lokale Wärmeapplikation oder Münzmassage Besserung. *Mittelfristig* sind krankengymnastische Übungen und optimale Ergonomie des Arbeitsplatzes angezeigt.
- *„Anteflexionskopfschmerz"* („Schülerkopfschmerz")
  Hervorgerufen durch Vorbeuge bei zu niedriger Schulbank (atlantodentale Differenz über 5 mm) im Kinder- und Jugendalter bzw. nach sportlicher Betätigung (Rolle vorwärts). Es finden sich Kopfgelenkblockierungen, ligamentäre Ursachen (Überdehnung des Lig. transversum atlantis) sind möglich. Auslösbar durch Provokationsprobe (Kopf auf die Brust). Akute Besserung durch *Manipulation* (C0/C1) und *ergonomische Arbeitsplatzgestaltung sowie gezielte muskuläre Stabilisierung.*

Wichtige Differentialdiagnosen umfassen:
- Costen-Syndrom (Kiefergelenkmyarthropathie) (vgl. 3.3.4),
- vasomotorischer Kopfschmerz (sowie „echte" Migräne),
- akuter Schiefhals (traumatisch, DD: Subarachnoidalblutung, Glaukomanfall),
- strukturelle HWS-Veränderungen (z. B. foraminale Stenose bei retrospondylotischer Abstützung eines „alten" Bandscheibenvorfalls C5/C6),
- zervikale Bandscheibenvorfälle.

3.1.2 Vertebragene Erkrankungen im HNO-Fachgebiet

Störungen der Gelenkbeweglichkeit im Bereich der Halswirbelsäule, mit denen der HNO-Arzt konfrontiert wird, äußern sich in folgenden Leitsymptomen (nach Seifert 1994; Biesinger 1994; Hülse 1994; Wolff 1994; Konrad u. Gerencser 1990):
- *Schmerzen im Kopf-Hals-Gebiet (vgl. dazu auch Abschnitt 3.1.1),*
- *Hör- und Gleichgewichtsstörungen* (incl. Tinnitus),
- *Dysphagie und Globusgefühl,*
- *Stimmstörung.*

Zur Differentialdiagnostik der Einzelsymptome vgl. Tab. 1.

Der jeweilige Untersuchungsgang, der zu den Einzeldiagnosen führen soll, ist schematisch auf S. 10 beschrieben. Im einzelnen sollten folgende Krankheitsbilder differenziert werden, bei denen die Mitbeteiligung oder ein Überwiegen vertebragener Faktoren möglich ist:

Schmerzen im Kopf-Hals-Gebiet
(vgl. dazu auch Abschnitt 3.1.1) (Tab. 2):
- Myogelosen („akuter Schiefhals"),
- migräneartiger Hinterhauptkopfschmerz (Zervikalmigräne),
- neuralgiforme Schmerzzustände (Okzipitalneuralgie),
- Otalgien,
- pseudosinugener Kopfschmerz.

Hör- und Gleichgewichtsstörungen (Tab. 3):
- Akute Innenohrschwerhörigkeit (Hörsturz),
- akuter, einseitiger Tinnitus (fluktuierend, beeinflußbar durch Kopf- oder Lagewechsel, im Tieftonbereich),
- Schwindel (akut: häufig als Drehschwindel nach Fehlbelastung oder als Lagerungsschwindel; chronisch: gestörte vestibulospinale Reaktionen, häufig nach Beschleunigungsverletzung der HWS).

Dysphagie und Globusgefühl (Tab. 4):
- Chronische Pharyngitis (häufig als unspezifisches Brennen, Druckgefühl, Räusperzwang),
- Schluckstörung (Dysphagie),
- Globusgefühl,
- Hyoidtendinopathie.

Tabelle 1 Differentialdiagnostik von vertebragenen Symptomen im HNO-Fachgebiet (NNH – Nasennebenhöhlen, IOS – Innenohrschwerhörigkeit, SHT – Schädel-Hirn-Trauma, RF – Rundfenstermembran) (nach Naumann 1990)

Vertebragenes Symptom	Differentialdiagnostik
Schmerzen im Kopf-Hals-Gebiet	akute Entzündungen der Nase und NNH, NNH-Tumoren akute Entzündungen des äußeren und mittleren Ohres Neuralgien im Kopf- und Halsbereich Tonsillitis und tonsillogene Erkrankungen dentogene Erkrankungen Migräne intrazerebrale Erkrankungen
Hör- und Gleichgewichtsstörungen	akute traumatische IOS (Explosion, Lärm, Barotrauma, SHT) mit RF-Ruptur infektiös-toxische IOS medikamentös-toxische IOS retrokochleäre Hörstörung Neuropathia vestibularis
Dysphagie und Globusgefühl	entzündliche Mund-, Rachen- und Kehlkopferkrankungen (z. B. Tonsillitis) nichtentzündliche Erkrankungen (z. B. Zenker-Divertikel, Laryngozele) neurogene Schluckstörung (z. B. Hirnnervenparesen nach Apoplex) myogene Schluckstörung (z. B. Myasthenia gravis) anatomische HWS-Veränderungen (z. B. Spondylosis hyperostotica) Hyoidtendinopathie sonstige Störungen (z. B. Sklerodermie, Globus nervosum)
Stimmstörung	angeborene Dysphonie (z. B. Kehlkopfanomalien) funktionelle Dysphonie (z. B. spastische Dysphonie) entwicklungsbedingte Dysphonie (z. B. Mutationsfistelstimme) hormonelle Dysphonie (z. B. Hyperthyreose, nach Anabolikaeinnahme) myogene und neurogene Dysphonie (z. B. Rekurrensparese) organische Kehlkopfveränderungen (z. B. Malignom, Stimmlippenpolyp)

Tabelle 2 Diagnostisches Vorgehen bei Verdacht auf vertebragene Schmerzen im Kopf-Hals-Gebiet (nach Seifert 1981, Biesinger u. Heiden 1994)

- HNO-ärztliche Untersuchung, einschl. Inspektion und Palpation der Halsweichteile sowie Schmerzprovokation
- Bildgebende Diagnostik, z. B. Sonographie, CT, MRT, (Ausschluß akut-entzündlicher oder tumoröser Veränderungen)
- Manualdiagnostik, ggf. in Kombination mit Probebehandlung bzw. therapeutischer Lokalanästhesie

Tabelle 3 Diagnostisches Vorgehen bei Verdacht auf vertebragene Hör- und Gleichgewichtsstörungen (nach Biesinger 1988a, 1993a, b; Hülse 1981, 1983; Seifert 1987, 1990; Lewit 1986, Konrad 1990)

- HNO-ärztliche Untersuchung, inbes. Trommelfellmikroskopie bds. (zum Ausschluß akut-entzündlicher Veränderungen)
- Audiometrische Diagnostik (Schwellenaudiogramm, TEOAE-Messung bds.) (zur Differenzierung der Mittelohr- und Innenohrschwerhörigkeit)
- Bei Schwindel zusätzlich: neurootologische Diagnostik (kalorische Prüfung, Fahndung nach Zervikalnystagmus – aber nicht im Akutstadium – vestibulospinale Tests, ggf. deKleijnsche Probe)
- Manualdiagnostik

Tabelle 4 Diagnostisches Vorgehen bei Verdacht auf vertebragene Dysphagie und Globusgefühl (nach Seifert 1982, 1989a, b; Hülse 1992, 1994)

- HNO-ärztliche Diagnostik, inkl. Lupenlaryngoskopie
- Röntgen-Breischluck, ggf. Durchführung eines Hals-CT bzw. einer Halssonographie (zum Ausschluß eines Malignoms bzw. einer neuromuskulären Schluckstörung)
- Manualdiagnostik

Tabelle 5 Diagnostisches Vorgehen bei Verdacht auf eine vertebragene Dysphonie (nach Hülse 1994)

- HNO-ärztliche Untersuchung, insbesondere Lupenlaryngoskopie und Stroboskopie (Ausschluß organischer Ursachen, insbesondere Malignome)
- Phoniatrische Zusatzdiagnostik
- Manualdiagnostik

Tabelle 6 Gegenüberstellung typischer manualdiagnostischer Befunde mit dem jeweiligen HNO-Krankheitsbild (nach Lewit 1992 und Seifert 1994)

Hypomobiles Segment	Entsprechendes Krankheitsbild
C0/C1	Gleichgewichtsstörung (akut) Zephalgien, Tinnitus
C0/C1–C3/C4	Hyoidtendinopathie
C2/C3	Globusgefühl, Dysphagie, Tinnitus
ZTÜ	Zustand nach Beschleunigungsverletzung, Hyoidtendinopathie

Stimmstörung (Tab. 5):
– Dysphonie (häufig mit Globusgefühl und starkem Würgereiz).

Da es keine isolierten pathognomonischen Zeichen einer vertebragenen Störung im HNO-Fachgebiet gibt, entscheidet schließlich der manualdiagnostische Befund – nach der fachärztlichen Diagnostik – über die Art der Behandlung. Einige charakteristische gemeinsame Merkmale vertebragener Erkrankungen sollen jedoch hervorgehoben werden (nach Tilscher):
– Chronisch-intermittierender Verlauf,
– paroxysmales Auftreten,
– Einseitigkeit des Befundes,
– Abhängigkeit von Körperlage und -haltung,
– anamnestisch: Trauma (insbesondere Beschleunigungsverletzung der HWS).

Differentialdiagnostisch wichtig sind auch vertebragene Sehstörungen in Abgrenzung zu Gleichgewichtsstörungen (Böhmer 1992, Hülse 1990). Die Lokalisierung des jeweiligen manualdiagnostisch erhobenen Befundes bzw. die Art der Blockierung erlauben keine eindeutige Zuordnung zu den jeweiligen Beschwerden. In typischer Weise ist jedoch die *Region C2/C3 (C2/C3-Syndrom, nach Biesinger 1997)* besonders häufig betroffen. Einige „klassische" manualdiagnostische Befunde sind der jeweiligen HNO-Pathologie in Tab. **6** gegenübergestellt.

3.2 Inspektion und Palpation

Die *Inspektion* sollte sich vorrangig auf den HWS-Bereich und den zervikothorakalen Übergang beziehen. Dabei empfiehlt Lewit (1992) eine Betrachtung des ganzen (möglichst entkleideten) Patienten vor einer Wand, die mit Rastermarkierungen versehen ist, um so schneller eine Fehlstatik zu erkennen. Im HWS-Bereich auffällige Veränderungen sind vor allem eine mögliche Hyperlordosierung der Wirbelsäule, Seitabweichungen oder ein Morbus Bechterew im Spätstadium. Der HNO-Arzt untersucht die Haltung des Patienten am zweckmäßigsten im Sitzen, indem er hinter ihm steht.

Weichteilveränderungen (z. B. Dickenzunahme, Konsistenzveränderung) signalisieren häufig *reflektorische Sekundärveränderungen* im Rahmen einer Gelenkblockierung (Abb. **7**).

Inspiziert werden sollten die Hautareale im Bereich der HWS und des ZTÜ, um mögliche Konsistenzveränderungen (Abb. **7**) auch optisch festzustellen:
– Rötung der Haut,
– Ausbildung einer „Gänsehaut" (Synonym: „Orangenhaut"),
– Verdickung der Subkutis.

Bei der *Palpation* lassen sich prinzipiell die *Schmerz- und die Strukturpalpation* unterscheiden. Die Schmerzpalpation dient insbesondere dem *Nachweis einer akuten Störung* (stark schmerzhaft) und die Strukturpalpation der *Strukturanalyse*, d. h. dem Nachweis des Ortes der Störung. Beide palpatorischen Vorgehensweisen unterscheiden sich hinsichtlich der Intensität und müssen unter ständigem verbalen Kontakt zwischen Untersucher und Patient vorgenommen werden.

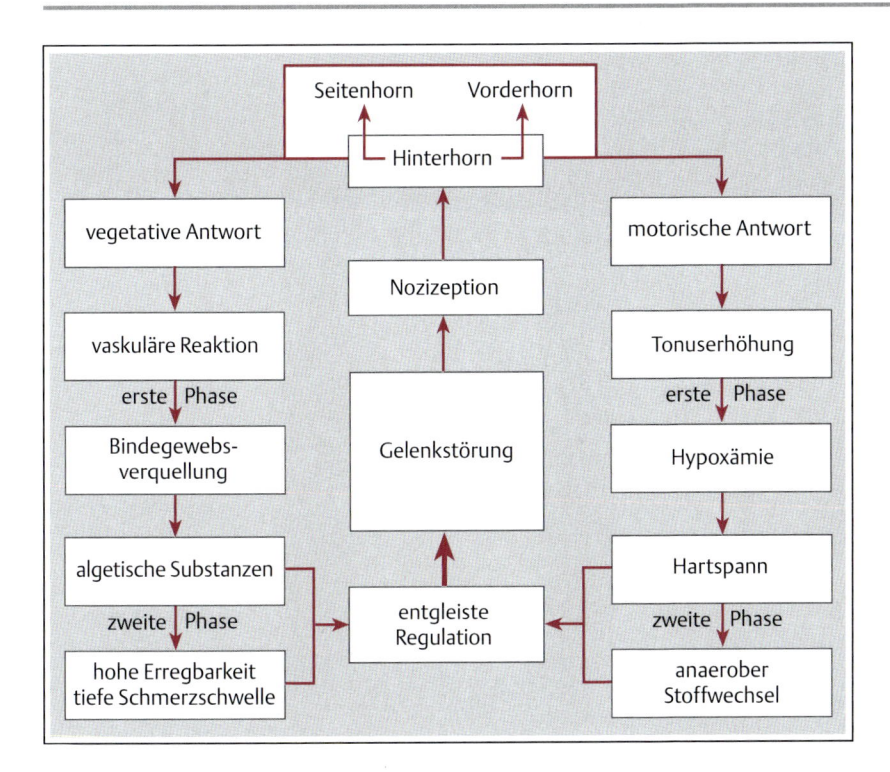

Abb. 7 Entstehungsmechanismus der motorischen und vegetativen Nozireaktion bei gestörter Gelenkbeweglichkeit (aus Eder/Tilscher: Chirotherapie Hippokrates, Stuttgart 1995).

Praktische Durchführung

Palpiert werden sollte im Seitenvergleich (rechts/links) unter Berücksichtigung folgender Kriterien (Abb. **8**):

- *Mechanische Haut- bzw. Unterhautbeschaffenheit* (Dicke der Haut bzw. Unterhaut, Konsistenz bzw. Turgor, Verschieblichkeit, vermehrte Schweißabsonderung).
- *Thermische Beschaffenheit* (Überwärmung einzelner Gewebeabschnitte).
- *Hyperalgische Zonen* (s. u.).

Man sollte systematisch von kranial beginnen (am Ansatz der kurzen Kopfnicker) und nachfolgend paravertebral bis in den Bereich des Schultergürtels bzw. des zervikothorakalen Übergangs bei der Untersuchung vorgehen (Frisch 1988).

Diese *bimanuelle Palpation* liefert wichtige Hinweise auf eine mögliche reflektorische (viszerokutane) Störung. Sie sollte dazu dienen, unter Befragung des Patienten die Grenze zwischen Druck- und Schmerzhaftigkeit festzulegen (vgl. auch 3.2.1).

Häufig ist bei einer Gelenkblockierung im zugehörigen Segment auch die Verschieblichkeit der Haut gestört. Dies wird durch die Bildung der „Kiblerschen Hautfalte" (Abb. **9**) geprüft, d. h., paravertebral wird von kaudal nach kranial die Rückenhaut gerollt, was im betroffenen Segment eine erhebliche Schmerzempfindung auslöst, da der R. dorsalis der Spinalnerven zur Versorgung der autochthonen Wirbelsäulenmuskulatur ebenfalls für die Versorgung eines Anteils der Rückenhaut zuständig ist. *Das zur Blockierung zugehörige Hautareal erscheint deshalb verdickt, gerötet und überwärmt.* Eine ähnliche Palpation ist durch Bilden einer Hautfalte über der Augenbraue (zwischen Daumen und Zeigefinger) möglich. *Bei Schmerzhaftigkeit (positives Mennell-Zeichen bzw. Maignesches Zeichen)* weist dies auf eine segmentale Störung C1/C2 (ggf. auch C2/C3) hin (Abb. **10**).

Zweckmäßig ist es, im Rahmen der Palpation der Zervikalregion am häufigsten auftretende Schmerzpunkte systematisch zu untersuchen („Wolffsche Hafenrundfahrt", nach Eder u. Tilscher 1995):
- Kiefergelenk,
- Atlasquerfortsatz,
- Schmerzpunkte an der Linea nuchae superior,
- Myogelosen der autochthonen Nackenmuskulatur im Paramedianbereich,
- Insertionen des M. levator scapulae,
- interskapulovertebrale Druckpunkte,
- M. trapezius
- Mm. supraspinatus und infraspinatus,
- ACG (Akromioklavikulargelenk)
- Tubercula majus et minus humeri,
- Proc. coracoideus,
- Sternoklavikulargelenke,
- Sternokostalgelenke,
- Epicondyli medialis et lateralis,
- Processus styloideus radii.

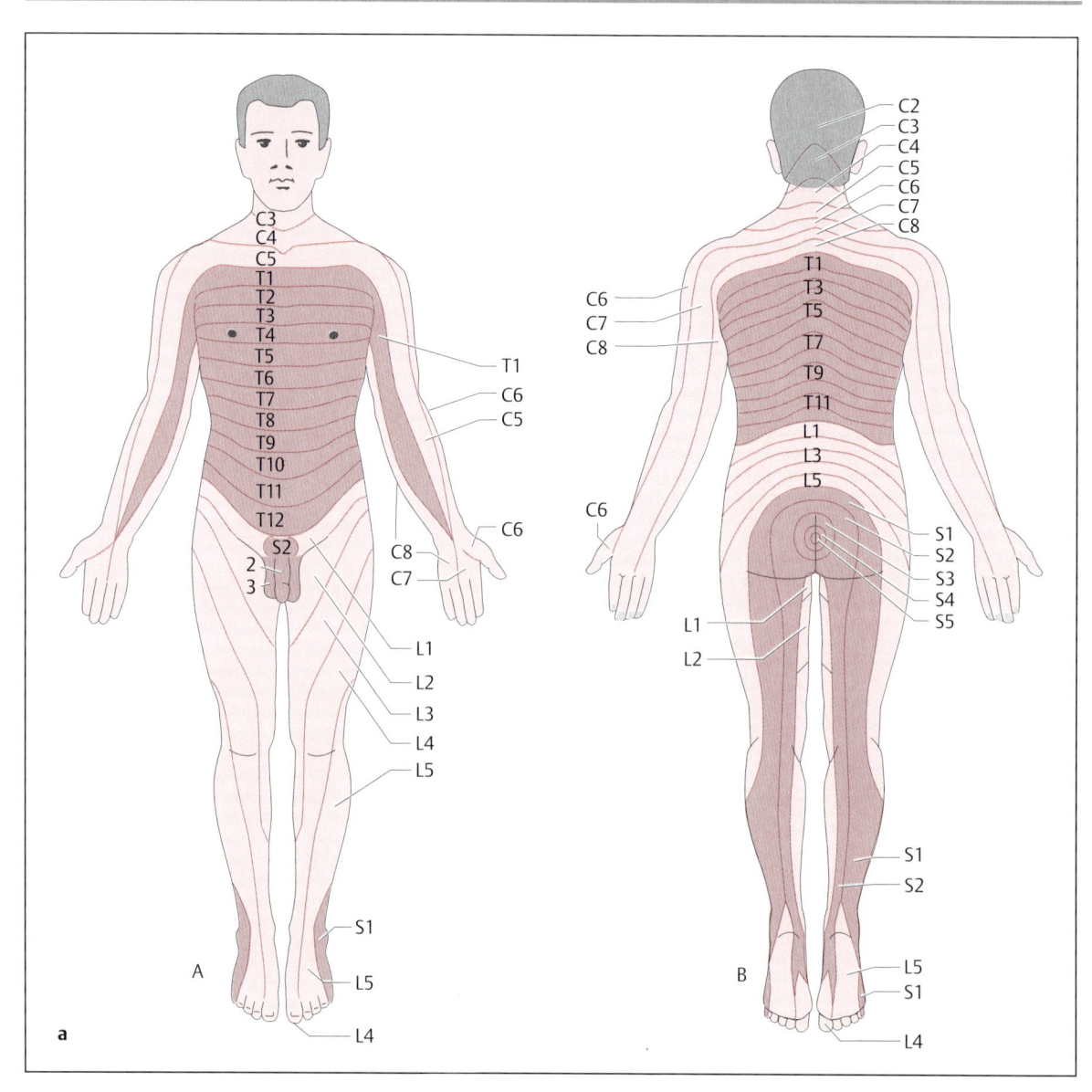

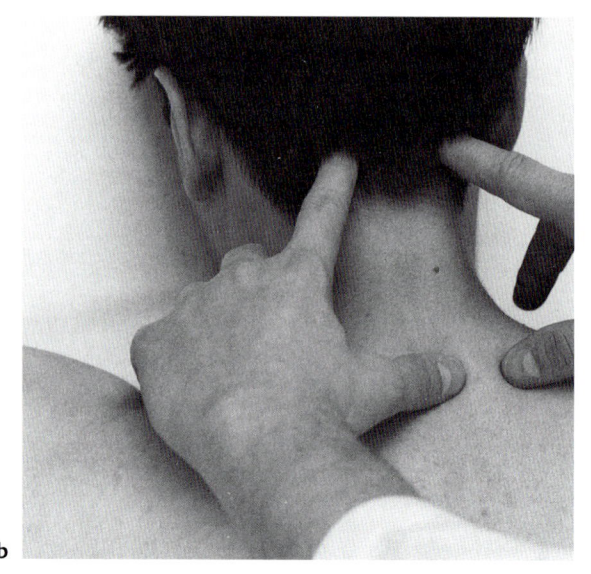

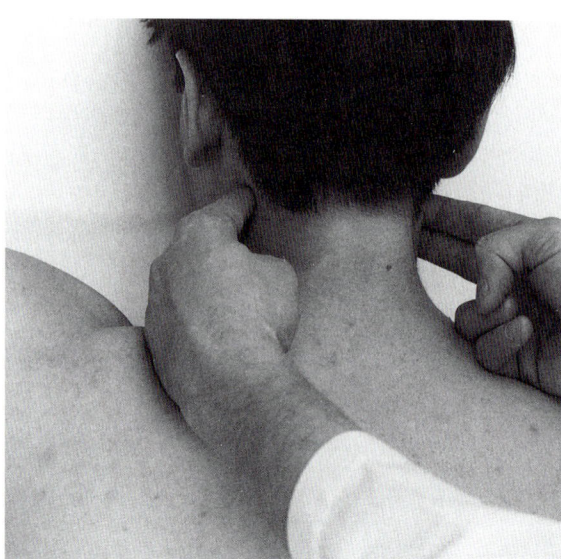

Abb. 8 **a** Segmentale Hautinnervation (Headsche Zonen) (nach Foreman u. Croft).
b, c Bimanuelle Tastpalpation der Haut- und Muskelbeschaffenheit im Bereich der kurzen, autochthonen Nackenmuskulatur (**b**) und des Ansatzes des M. sternocleidomastoideus am Mastoid (**c**).

Inspektion und Palpation **15**

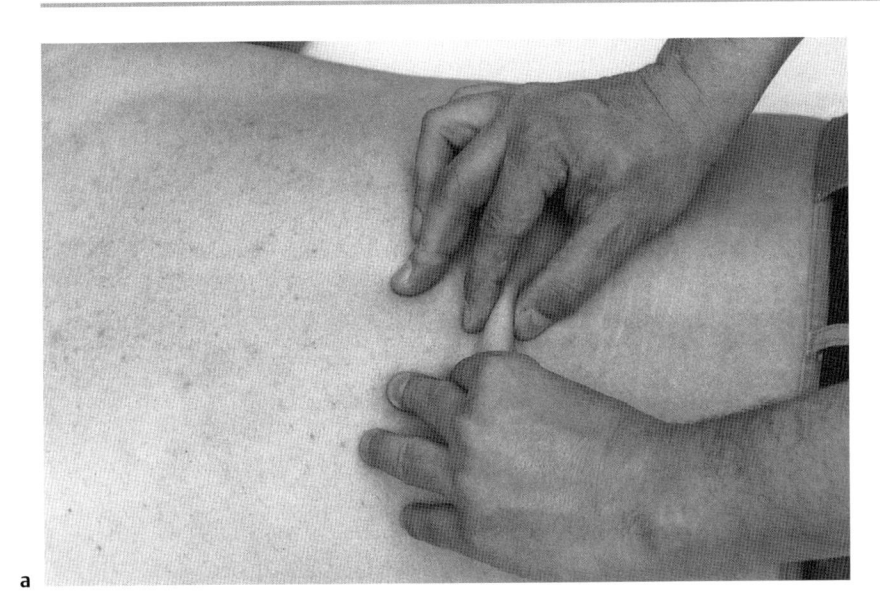

Abb. **9** Bilden einer Kiblerschen Hautfalte: Beginnend von lumbal (**a**), nach kranial fortlaufend (**b**).

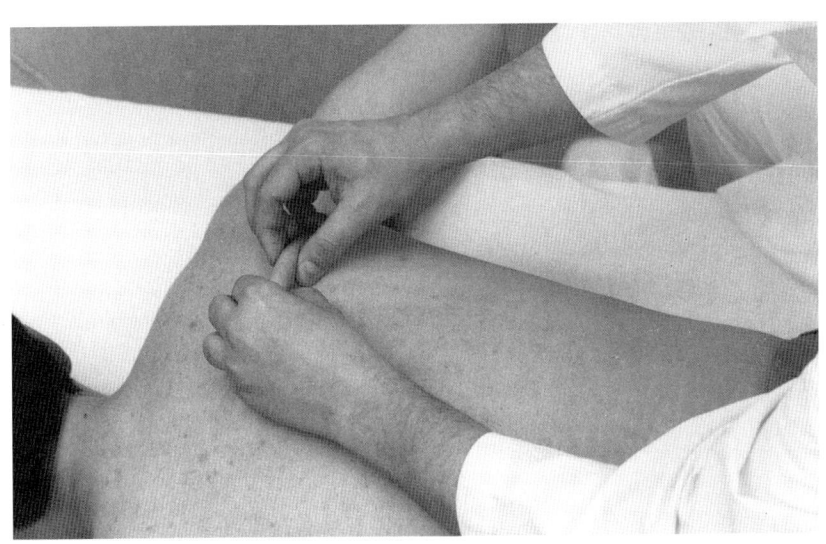

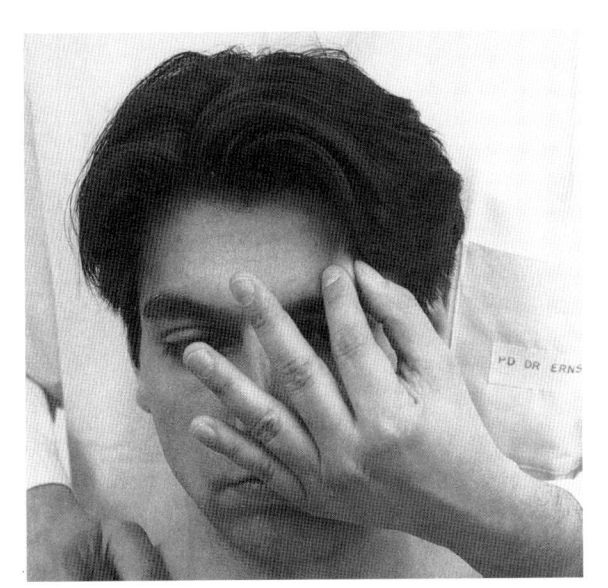

Abb. **10** Prüfung des Maigneschen Zeichens (oder: Mennellschen Zeichens).

3.2.1 Irritationspunkte und -zonen (Headsche Zonen)

Der ventrale Ast der Spinalnerven versorgt die ventral gelegene Rumpfmuskulatur, die oberflächlichen Rückenmuskeln und die dazugehörenden Hautzonen (Abb. 8). Das embryonale „Auseinanderdriften" der Muskulatur führt dazu, daß Zeichen einer *segmentalen Irritation* lokal vom unmittelbaren Entstehungsort entfernt sein können (Wolff 1983, 1991). Diese *Projektionszonen* sind bei Reizung meist hyperalgisch, überwärmt und verdickt (s. o.) und werden als *Headsche Zonen* bezeichnet (Becker-Hartmann 1990). Zusammen mit sog. „Triggerpunkten"(d. h. muskulofasziale, druck- und berührungsempfindliche Irritationspunkte) eignen sie sich besonders gut zu einer segmentbezogenen Diagnostik (vgl. „Wolffsche Hafenrundfahrt"). Diese *„myofaszialen Triggerpunkte"* sind als Schmerzpunkte in einem verhärteten Faserbündel eines Muskels oder einer Faszie definiert (Eder u. Tilscher 1990). Bei Palpation (s. u.) kann es zu einem scharfen, einschießenden Schmerz bzw. einer palpablen Muskelzuckung kommen (Tab. 7). Diese Verspannungen lassen sich z. B. mittels postisometrischer Relaxation lösen, so daß diese funktionell reversiblen Störungen abklingen.

Tabelle 7 Übersicht über wichtige myofasziale Triggerpunkte und die zugehörige klinische Symptomatik (nach Lewit 1992)

Triggerpunkt	Klinische Symptomatik
M. trapezius	Zervikalsyndrom
M. sternocleidomastoideus	Segmentstörung C0/C1, C2/C3
M. scalenus	Erbscher Punkt, Zervikobrachialsyndrom
Kurze Kopfnicker	Segmentstörung C0/C1
Kaumuskeln	Kiefergelenkstörung (Costen-Syndrom), Kopfschmerz
M. digastricus	Verspannung des Mundbodens, Dysphagie

Praktische Durchführung

Die Untersuchungen sollten der Einfachheit halber mit der *Dermatomnadel* (Irritationszonen) bzw. mit dem in der Tiefe *sanft palpierenden Zeigefinger* (Irritationspunkte) durchgeführt werden (technische Hilfsmittel sind Hautwiderstandmesser oder Thermograph, vgl. dazu 4.). Am sitzenden Patienten wird dabei die muskuläre Insertion von kaudal her sanft gegen die Mastoidspitze (C7) bzw. gegen die Linea nuchae (C2–C6) palpiert (Abb. 8).

Die für die HWS und ZTÜ wichtigsten *Irritationspunkte* sind:

- Tiefe, kurze Nackenmuskulatur und deren Insertion an der Linea nuchae bzw. am Atlasquerfortsatz (HWS).
- Tiefe, kurze, autochthone Rückenmuskulatur (BWS).

Zur Übersicht der myofaszialen Triggerpunkte vgl. Tab. 7.

Die wichtigsten *Irritationszonen* sind:

- Muskulatur und kapselnahe Weichteile am oberen Gelenkfortsatz von C2–C7 (HWS).
- Tiefe, kurze, autochthone Rückenmuskulatur sowie bindegewebige Verquellungen im Bereich der oberen Gelenkfortsätze (BWS).

3.2.2 Ligamentäre und myogene Ursachen einer gestörten Gelenkbeweglichkeit

Aufgrund ihrer *hohen Dichte an Nozizeptoren bzw. Dehnungs- und Spannungsrezeptoren* (Muskel- und Sehnenspindeln) sind ligamentäre und muskuläre, segmentale Strukturen („arthromuskuläre Regelkreise") besonders dazu geeignet, schmerzhafte Funktionsstörungen der Wirbelsäule zu reflektieren. Pathophysiologisches Substrat dieser reflektorischen Veränderungen ist die sog. „Gammaschleife" (Abb. 11). Die Vorgänge in Wirbelgelenk, Band- und Muskelapparat beeinflussen sich gegenseitig.

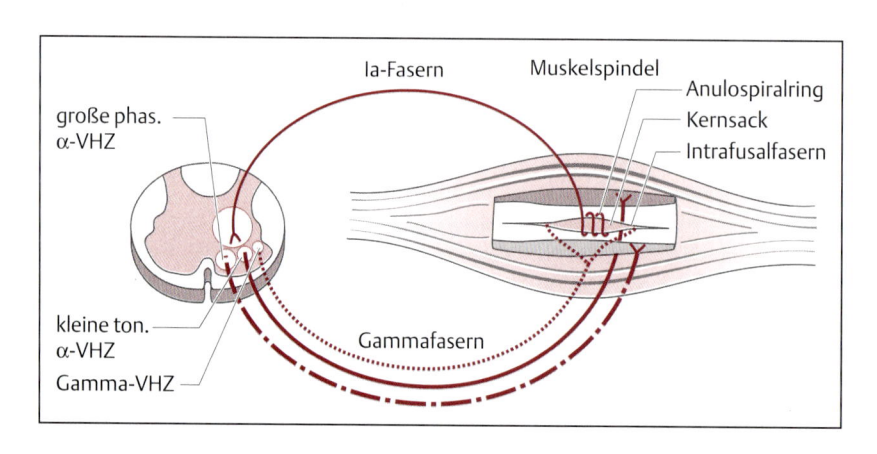

Abb. 11 Die Sensibilität der Muskelspindeln wird über den anulospiralen Rezeptor und die Intrafusalfasern den jeweiligen Verhältnissen angepaßt („Gammaschleife") (nach Eder u. Tilscher).

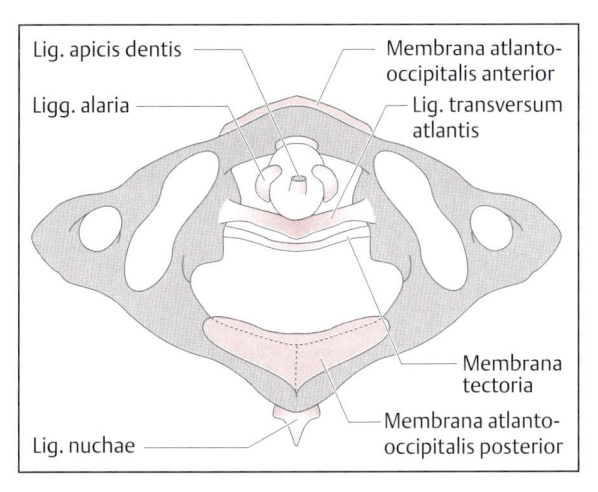

Abb. 12 Übersicht über den Bandapparat der Kopfgelenke (nach Foreman u. Croft).

Ligamentäre Bewegungseinschränkungen sind erst nachzuweisen, wenn die Gelenkfunktionsstörungen behoben und unterstützend Muskelfunktionsstörungen beseitigt wurden. Der verbleibende Schmerz kann nur noch von der Gelenkkapsel oder den Ligamenta herrühren. Die Ligamenta werden durch eine Funktionsbewegung über mehrere Sekunden hinweg geprüft. Die Schmerzhaftigkeit bei 10–20 Sekunden gehaltener, endgradiger Funktion weist auf die ligamentäre Ursache hin. Der Bänderschmerz ist als Ausdruck der Überschreitung der Dehnbarkeit (typisch: Ligg.-alaria-Verletzung nach HWS-Beschleunigungsverletzung) zu deuten. Dauerbelastungen sowie eine anschließende Lockerung der Segmente kommen ebenfalls ursächlich in Frage.

Praktische Durchführung

Der Bandapparat der HWS (einschl. Ligg. cruciforme atlantis, alaria, apicis dentis) ist keiner direkten Palpation zugänglich (Abb. **12**). Eine *ligamentäre Störung* läßt sich entweder funktionell-radiologisch, durch Druckempfindlichkeit der ligamentären Insertionen bei der Schmerzpalpation (z. B. über den Dornfortsätzen) oder durch Provokation (Schmerzauslösung durch länger gehaltene Dehnungsgriffe) identifizieren. Ein kürzlich beschriebener palpatorischer Test zur Diagnostik von Verletzungen der Ligg. alaria soll bei posttraumatischen Zuständen zur Klärung der Frage beitragen, ob eine Verletzung dieser Strukturen vorliegt (Lohse-Busch 1997).

Dagegen gelingt es gut, die Intervertebralmuskulatur, die kurzen Kopfnickermuskeln sowie die im Kopf-Hals-Bereich inserierenden Muskeln (M. deltoideus, sternocleidomastoideus, M. trapezius) zu palpieren.

3.3 Manualdiagnostische Übersichts- und Segmentdiagnostik zur Beweglichkeitsprüfung der HWS und angrenzender Regionen

Die orientierende Bewegungsprüfung dient der „Übersichtsdiagnostik" des möglichen Bewegungsausschlages (Abb. **13**). Sie kann zweckmäßig im Sitzen vorgenommen werden:

a) *Beurteilung der Sitzhaltung,*
b) *Prüfung der Rotation bds. bei aufrechter Hals-Kopf-Haltung,*
c) *Prüfung der Seitneige in 3 Etagen nach rechts sowie links, Fixation bei C3, C5, Th1,*
d) *Prüfung der maximalen Kopfvorbeuge,*
e) *Prüfung der Seitnickung C0/C1/C2 bds.,*
f) *Prüfung der Rotation C2/C3,*
g) *Prüfung der Rückneige in 3 Etagen: Fixation bei C3, C5, Th1,*
h) *Prüfung der maximalen Rückneige,*
i) *Prüfung der Rotation der unteren HWS in Rückneige.*

Die *segmentale Beweglichkeitsprüfung* hat zum Ziel, hypofunktionelle Dysfunktionen einzelner Intervertebralgelenke im Kopf-Hals-Bereich aufzudecken und so einer gezielten, manualtherapeutischen Mobilisationsbehandlung zuzuführen. Klinisch besonders bedeutend (nach H.D. Wolff) sind die kleinen „*Reservebewegungen*" (Rotation und Seitneigung), denn die „*Arbeitsbewegungen*" (Flexion und Extension) sind in der Regel nur bei schweren (morphologischen) Strukturdefiziten eingeschränkt.

In den einzelnen HWS-Abschnitten werden die *Bewegungsausschläge in den unterschiedlichen Bewegungsrichtungen* jedes Gelenks überprüft (s. u.), wobei das „*Endgefühl*" *(strukturabhängiges Ende der passiven Bewegung)* wichtige Aufschlüsse über die zugrundeliegende Störung gibt:
- weich-elastisch (Muskel-, Sehnenstopp),
- fest-elastisch (Bänderstopp),
- hart-elastisch (Knorpelstopp),
- hart-unelastisch (Knochenstopp).

Folgende *Bewegungsrichtungen* werden geprüft:
- Rotation und translatorisches Gleiten (gesamte HWS),
- Flexion, Extension, Rotation und Lateroflexion im atlantookzipitalen Gelenk (C0/C1),
- Flexion, Extension (C5–Th3),
- Flexion, Extension, Lateroflexion, Rotation (gesamte BWS).

3.3.1 Kopfgelenke (C0/C1)

Die Kopfgelenke werden orientierend im Sitzen geprüft: Dazu werden im Seitenvergleich die Beweglichkeit (maximal mögliche, passive Bewegungsausschläge) und das sog. Endgefühl (s.o.) miteinander verglichen. Die segmentale Untersuchung sollte am liegenden Patienten erfolgen.

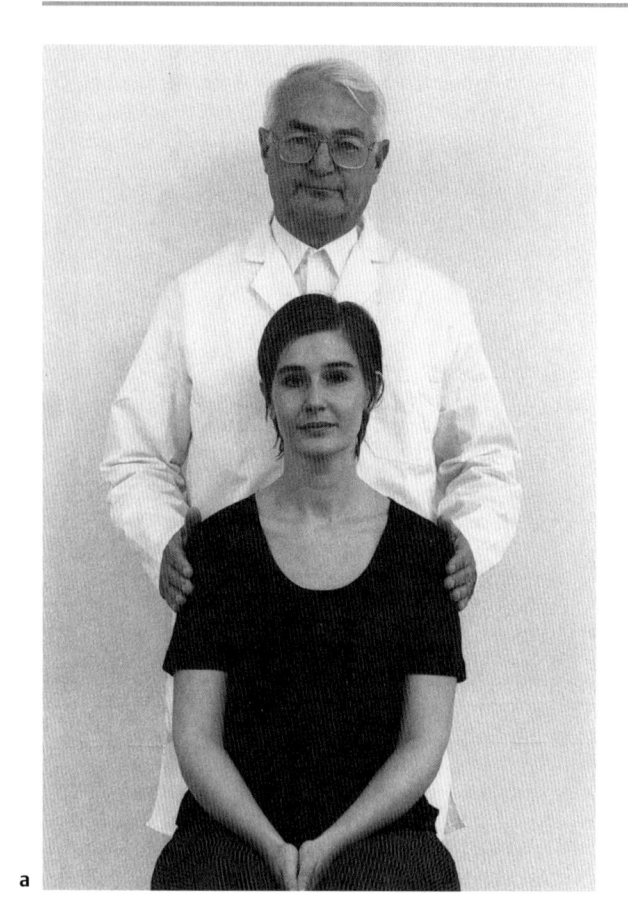

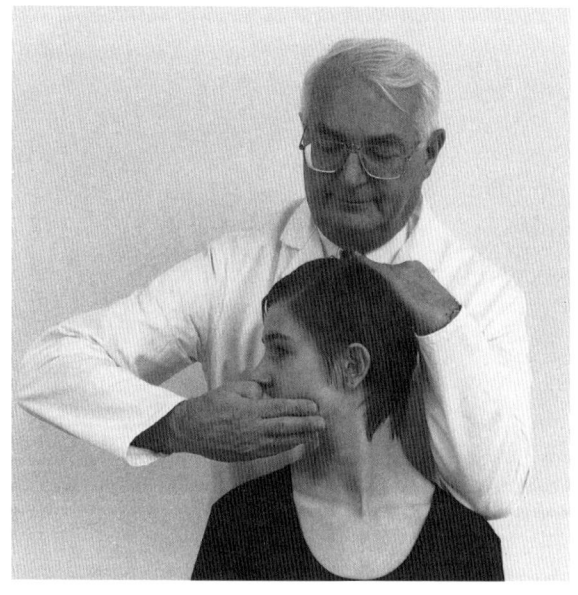

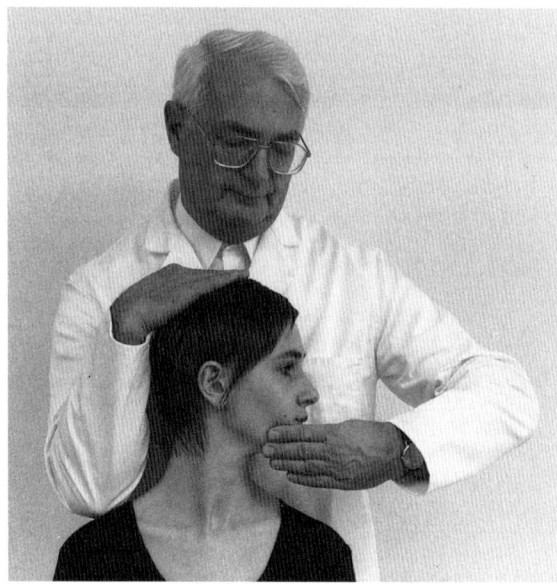

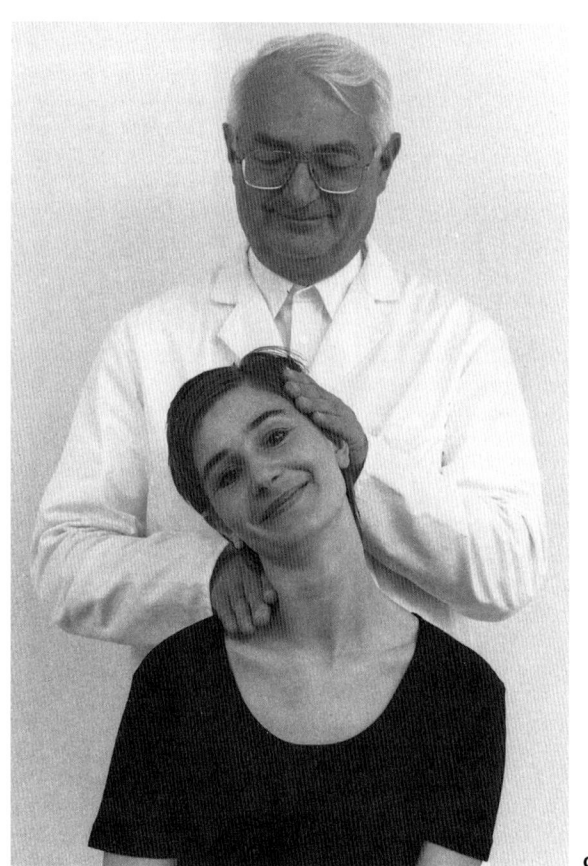

Abb. 13 Orientierende Bewegungsprüfung der HWS im Sitzen (**a–h**).

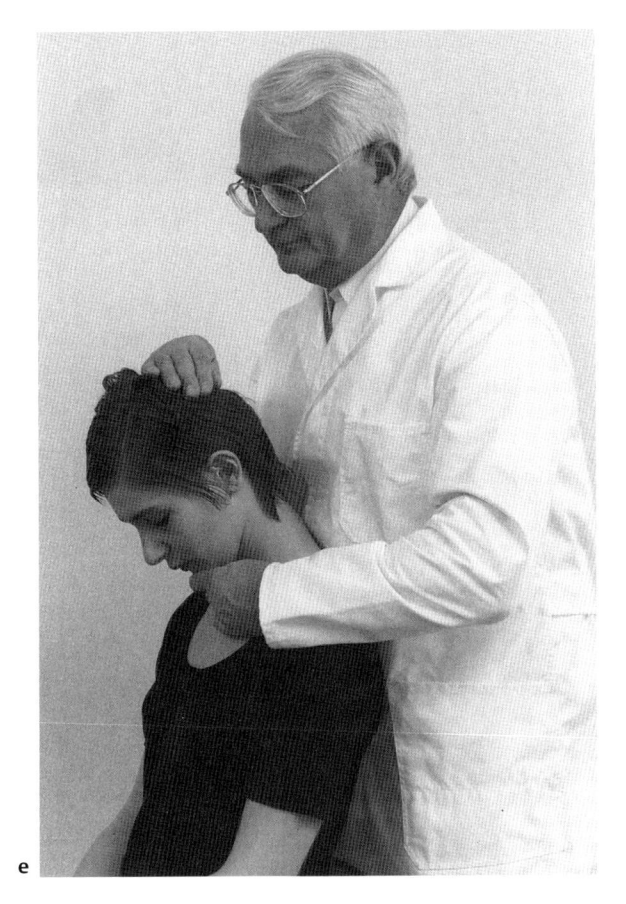

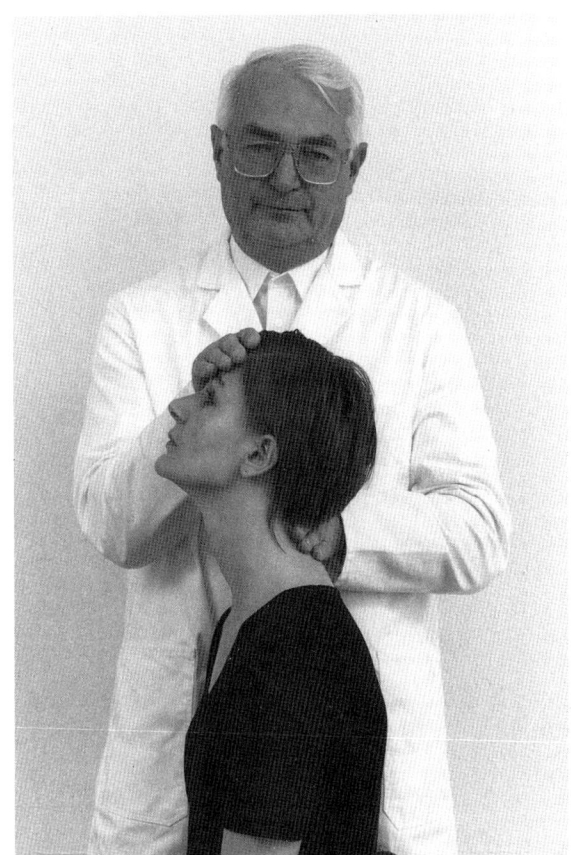

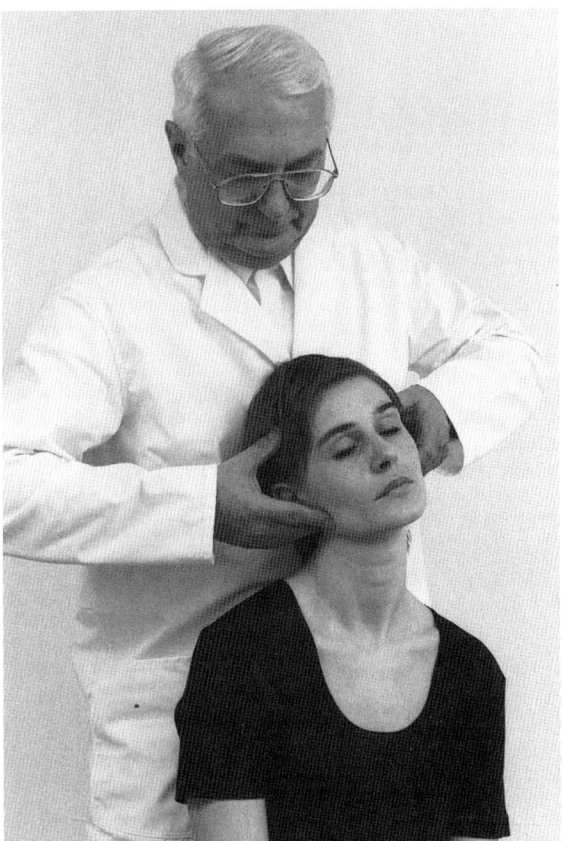

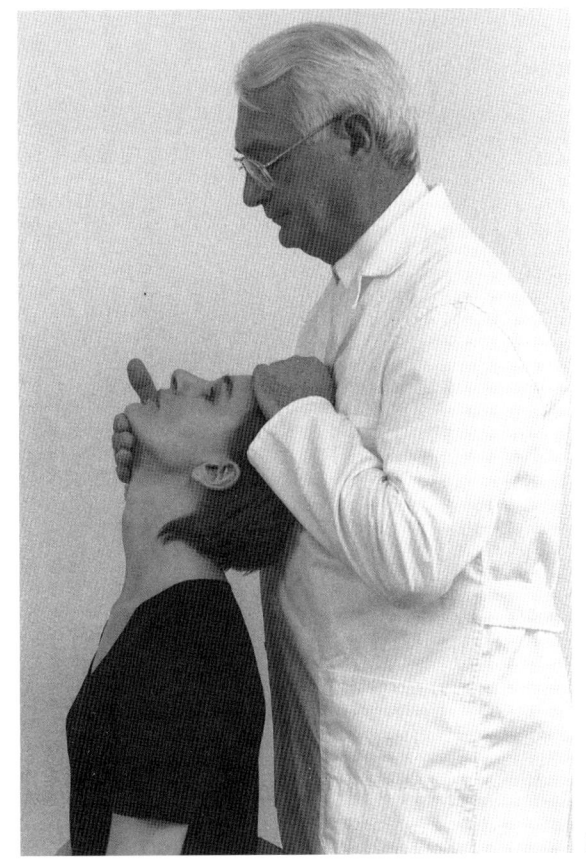

Manualdiagnostische Übersichts- und Segmentdiagnostik

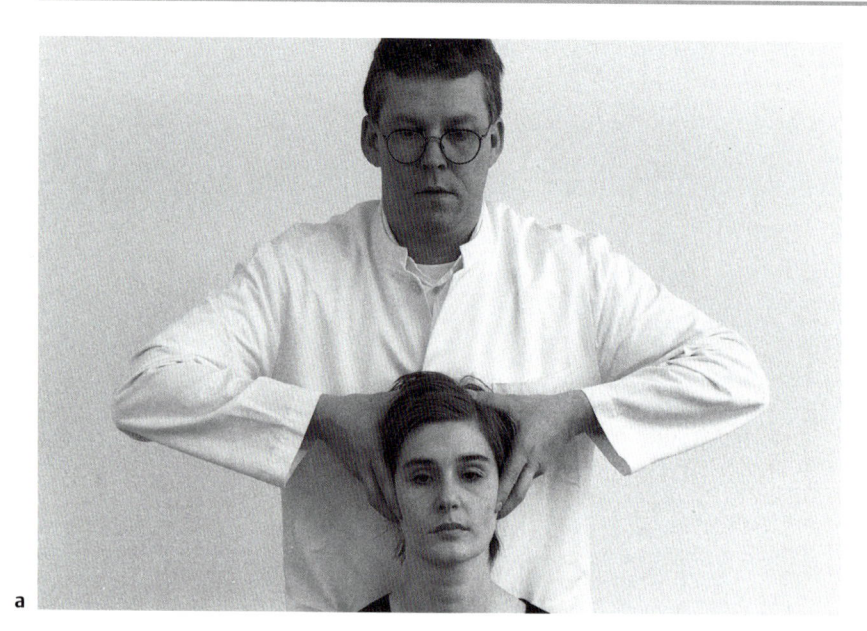

Abb. **14** Prüfung der Lateralflexion von C0/C1.

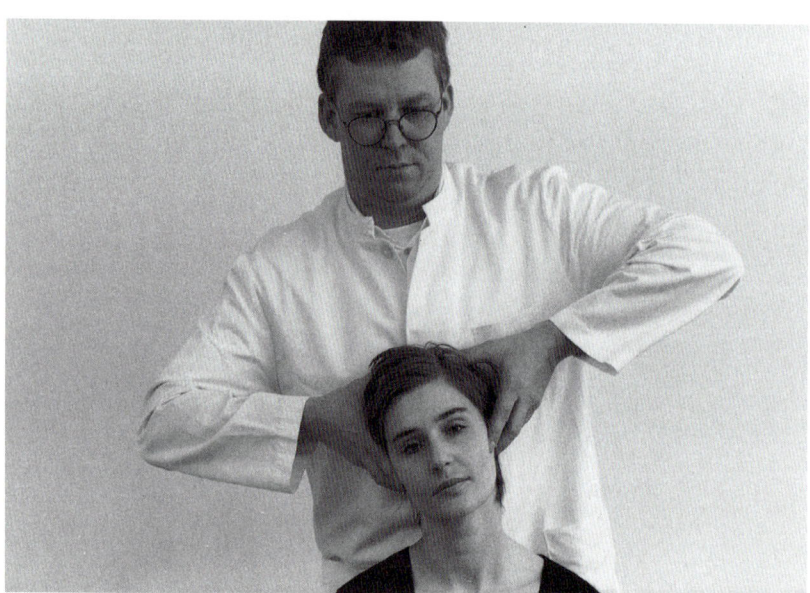

a

b

Orientierende Bewegungsprüfung

Geprüft wird die Lateral-, Dorsal-, Ventralflexion und die Rotation im Sitzen. Dabei sitzt der Patient auf einem Hocker oder Schemel, damit der Untersucher direkt an ihn (von hinten) herantreten kann.

Praktische Durchführung

- Zur Prüfung der *Lateralflexion* wird der Querfortsatz des Atlas (zwischen Mastoid und Vorderrand des Sternokleidomastoideusansatzes) palpiert und durch Seitneigung zur Palpationsseite die Okziputbasis zur Gegenseite verschoben. Beurteilt werden Beweglichkeit und Endgefühl (Abb. **14**).
- Die *Ventral- bzw. Dorsalflexion* wird durch Umfassen des Kopfes im Wickelgriff (ulnare Handkante auf der Hinterhauptschuppe) und Zeige- bzw. Mittelfinger der anderen Hand auf dem Atlasquerfortsatz geprüft. Durch Nickbewegungen werden Beweglichkeit und Endgefühl festgestellt (Abb. **15**).
- Zur *Rotationsprüfung* wird der Kopf des Patienten mit einer Hand an die Brust des Untersuchers gedrückt und jetzt mit dem Palpationsfinger nach maximaler Rotation der Abstand zwischen Atlasquerfortsatz und Processus mastoideus beurteilt (Beweglichkeit und Endgefühl) (Abb. **16**).

Segmentale Bewegungsprüfung

Die segmentale Bewegungsprüfung der Kopfgelenke erfolgt im Liegen. Der Patient befindet sich in Rückenlage, der Kopf ragt über das Kopfende der Untersuchungsliege, und die Hände des Untersuchers halten den Kopf

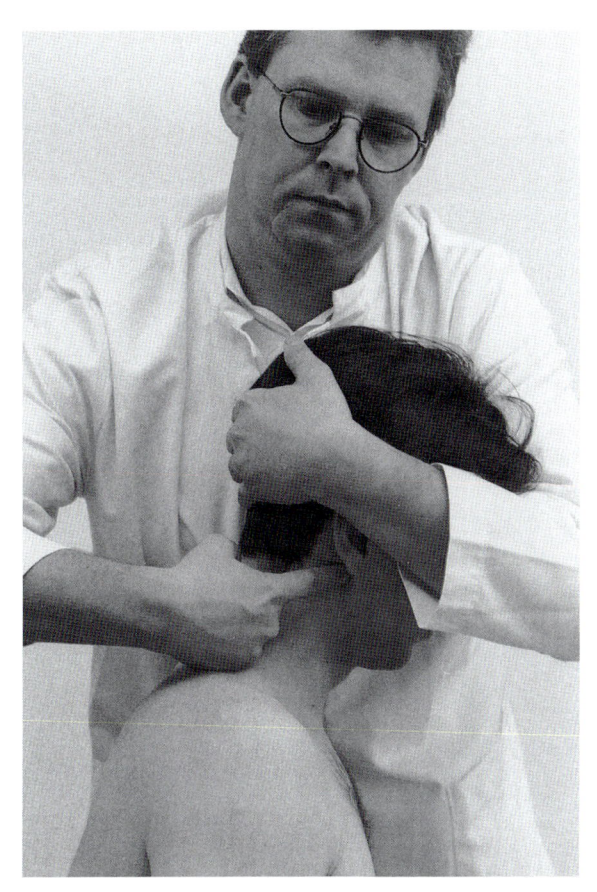

Abb. 15 Prüfung der Ventral- und Dorsalflexion von C0/C1.

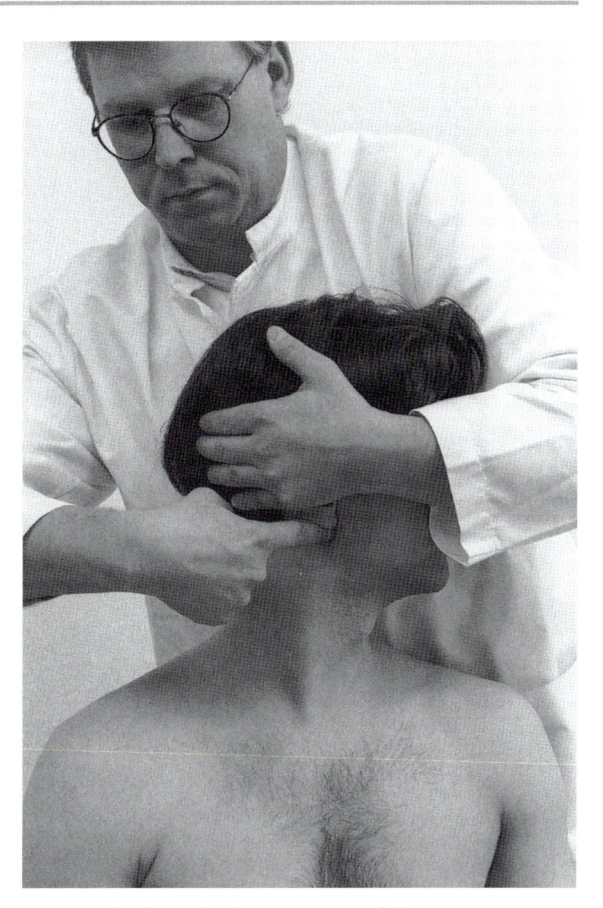

Abb. 16 Prüfung der Rotation von C0/C1.

in der jeweiligen Position (s. u.). Geprüft wird wieder die Beweglichkeit und das Endgefühl.

Praktische Durchführung

- Zur Prüfung der *Ventral- bzw. Dorsalflexion* wird der Kopf zwischen beide Hände genommen. Die Hände liegen jeweils mit dem Daumen über dem Ohr und dem tastenden Mittelfinger am Atlasquerfortsatz, der auch die Drehachse abgibt. Die *Rotation* wird in gleicher Stellung geprüft. Ebenso lassen sich in dieser Stellung auch die *Kombinationsbewegung (C0/C1/C2)* prüfen (d. h. Konvergenz-/Divergenzbewegungen).
- Die *Lateralflexion* wird durch Fixierung des Kopfes mit der einen Hand über dem Ohr und der anderen Hand am Unterkiefer (bzw. dem Tastfinger am Atlasquerfortsatz) geprüft, indem die am Unterkiefer liegende Hand den Schub seitwärts-vorn auf das Sternum gibt. Wahlweise können im Kopfgelenkbereich noch das *Ventral- bzw. Dorsalgleiten* der Okziputkondylen und die *Hypermobilität (C1/C2)* durch Atlas- bzw. Axisschub getestet werden.

3.3.2 Halswirbelsäule

An der Halswirbelsäule und im Kopfgelenkbereich (C1–C7) sollte die Bewegungsprüfungen ebenfalls orientierend im Sitzen bzw. segmental möglichst im Liegen erfolgen. Dabei werden insbesondere Kombinationsbewegungen (*Divergenz und Konvergenz*) getestet. Darunter versteht man eine einseitige Flexion/Extension, Seitneigung und Rotation zur *gleichen* Seite (*Divergenzbewegung*) bzw. eine Extension, Seitneigung und Rotation zur *Gegen*seite (*Konvergenzbewegung*).

Orientierende Bewegungsprüfung

Die orientierende Bewegungsprüfung dient der vergleichenden Feststellung der Bewegungsausschläge in den Intervertebralgelenken. Geprüft werden die Ventral-, Lateral- und Dorsalflexion (Extension), die Rotation sowie das translatorische Gleiten.

Praktische Durchführung

Im Segment C1/C2 wird die *Lateralflexion* durch Umfassen des Kopfes von beiden Seiten geprüft. Die flache Hand liegt am Okziput und der Tastfinger an den Wirbelbögen, so daß jetzt durch Seitneigung der Bewegungsumfang und das Endgefühl geprüft werden. Für die anderen HWS-Gelenke wird die Handstellung modifiziert: Eine Hand liegt auf dem Scheitel, während die andere jeweils in der Höhe des zu untersuchenden Segments die Gelenkfacetten umfaßt und nun bei Seit-

Abb. 17   Prüfung der Lateroflexion der HWS.

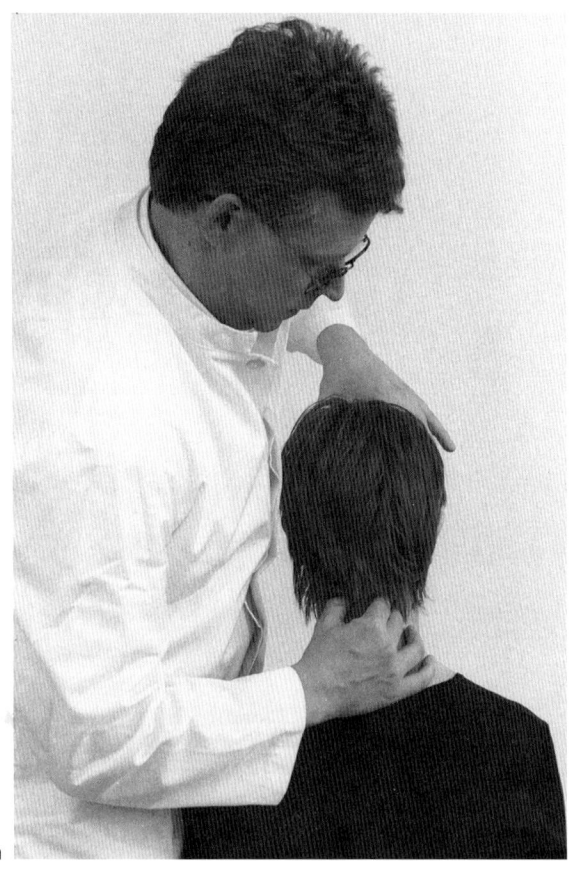

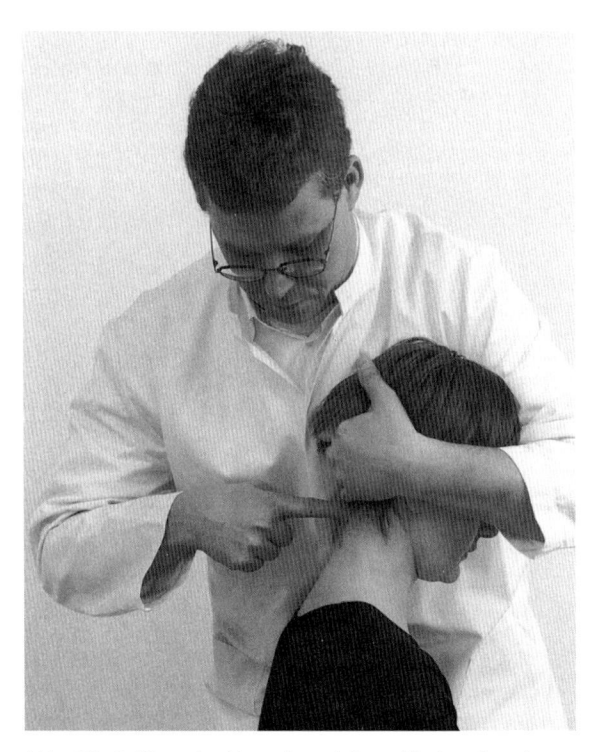

Abb. 18   Prüfung der Ventral- und Dorsalflexion der oberen HWS.

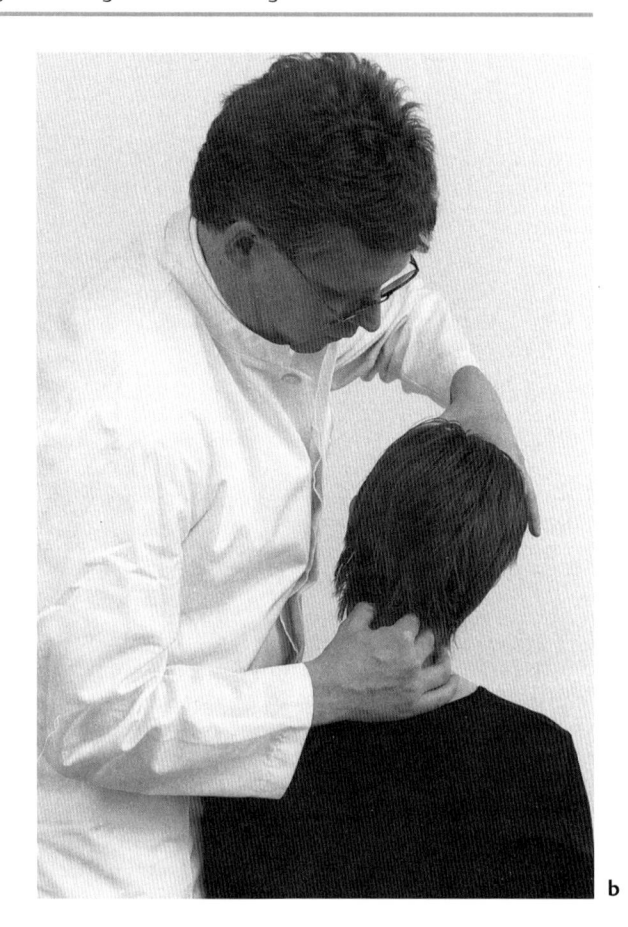

wärtsneigung des Kopfes vergleichend untersucht und dabei von kranial nach kaudal fortschreitet (Abb. 17).

Die *Ventral- bzw. Dorsalflexion (Extension)* werden folgendermaßen geprüft: Der Untersucher steht neben dem Patienten und umfaßt mit der ulnaren Handkante der kranial liegenden Hand den Dornfortsatz des oben liegenden Wirbels, während der Tastfinger der kaudalen Hand auf der Gelenkfacette des Zwischenwirbelgelenks liegt. Durch passive Ventral- bzw. Dorsalflexion werden nun von kranial nach kaudal absteigend die einzelnen Wirbelsegmente geprüft. Ab C7–Th3 wird zur Prüfung der Ventral- und Dorsalflexion die Bewegung der Dornfortsätze bei passiver Bewegung der Wirbelsäule durch die auf dem Scheitel des Patienten liegende Hand des Untersuchers festgestellt (Abb. 18).

Zur *Rotationsprüfung* wird der Kopf im Wickelgriff umfaßt (ulnare Handkante am Okziput) und der Tastfinger liegt auf den Gelenkfacetten. Der hinter dem Patienten stehende Untersucher prüft durch schrittweise Kopfrotation und Gleiten des Tastfingers von kranial nach kaudal die maximal möglichen Bewegungsausschläge. Orientierend gilt die Faustregel, daß bei maximaler Ventralflexion (damit Verriegelung unterhalb von C2) und Rotation der HWS die Prüfung für C0–C2 erfolgt, während bei maximaler Dorsalflexion (Verriegelung der Kopf- bzw. HWS-Gelenke bis C2) und Rotation die Prüfung für C3–C7/ZTÜ erfolgt.

Segmentale Bewegungsprüfung

Die segmentale Bewegungsprüfung der HWS sollte möglichst am entspannten Patienten im Liegen erfolgen, alternativ auch im Sitzen. Insbesondere die Kombinationsbewegungen (Konvergenz und Divergenz) werden geprüft, um eine Hypo- oder Hypermobilität festzustellen.

Praktische Durchführung

- Zur *Divergenzprüfung* wird segmental jeweils der darüberliegende Wirbel mit der mobilen Hand von vorn umfaßt, während der Tastfinger der anderen Hand auf der Gelenkfacette des zu prüfenden Gelenks liegt. Nun wird jeweils einseitig durch die mobile Hand *die Divergenz* durch Ventralflexion, Seitneigung und Rotation gleichsinnig (wie Seitneigung) in den einzelnen HWS-Gelenken von kranial nach kaudal geprüft.
- Zur *Konvergenzprüfung* wird (bei gleicher Handposition) durch die mobile Hand eine Dorsalflexions- bzw. Extensionsbewegung, Seitneigung und Rotationsbewegung zur gleichen Seite ausgeführt, bis der Tastfinger diese Bewegung registriert. Wichtige translatorische Gelenktests beinhalten das Prüfen der Abhebung der Gelenkfläche (kranial) vom kaudalen Partner (Pikkolotraktion), das Seitgleiten und das Prüfen des Rotationsspiels (kaudaler Partnerwirbel wird im Gabelgriff fixiert, kranialer Wirbel dagegen bewegt).

3.3.3 Zervikothorakaler Übergang (ZTÜ)

Im ZTÜ werden die Rotation orientierend und das Gelenkspiel segmental, sowohl im Sitzen als auch im Liegen, geprüft.

Orientierende Prüfung

Die Rotation kann orientierend geprüft werden, indem der Patient den Kopf maximal weit in eine Richtung dreht. Bei schlanken Patienten mit sichtbaren Dornen sieht man das Fortlaufen der Bewegung, und der Dorn des proximalen Partners läuft zur Gegenseite immer ein klein wenig eher als der nachfolgende distale (Abb. **19**).

Praktische Durchführung

Der Patient sitzt, der Untersucher steht hinter ihm. Der Kopf des Patienten wird um 45° zur Seite rotiert und zur Gegenseite geneigt. Die Untersucherhand führt den Kopf des Patienten an der Schläfe, und die Gegenhand umfaßt im Gabelgriff (zwischen Daumen und Zeigefinger) die erste Rippe (vorn) bzw. den ZTÜ (hinten). Geprüft werden bei der Kopfdrehung der maximal mögliche Bewegungsausschlag und das Endgefühl bzw. visuell das „Laufen" der Dornfortsätze (s. o.). Der Test eignet sich auch zur orientierenden Prüfung der 1. Rippe.

Segmentale Prüfung

Im ZTÜ wird durch die segmentale Untersuchung geprüft, welche Bewegungsausschläge in Ventral-, Dorsal- sowie Lateralflexion bzw. in Rotation vorliegen.

Praktische Durchführung

Im Sitzen steht der Untersucher neben dem Patienten. Die kranial liegende Hand des Untersuchers umfaßt mit der ulnaren Handkante den kranialen Partnerwirbel. Der Tastfinger der kaudalen Hand des Untersuchers liegt auf dem kaudalen Partnerwirbel (C 6/7 bzw. Th 1/2). Die kraniale Untersucherhand führt den Patienten in die Ventral-, Dorsal- bzw. Lateralflexion und die Rotation, bis man mit dem kaudalen Tastfinger die Bewegungsausschläge am jeweils fixierten Dornfortsatz spürt. Auch hier werden translatorische Gelenktests (s.o.) durchgeführt.

3.3.4 Angrenzende Regionen

Wichtige Hinweise für die Diagnosefindung erhält man durch die Untersuchung der 1. Rippe, des Schulter- und Akromioklavikulargelenks (ACG) bzw. des Kiefergelenks. Insbesondere Verkettungen (s. dort) lassen sich auf diese Weise aufspüren.

Praktische Durchführung

Beim Federungstest der ersten Rippe steht der Untersucher hinter dem Patienten. Mit seinem Ellenbogen stützt er sich auf der Schulter des Patienten ab und legt den angewinkelten Unterarm anliegend an den Kopf, um die Hand auf den Kopf des Patienten zu legen. Mit der gespreizten anderen Hand wird über den radialen Rand des Zeigefingers ein federnder Impuls (Richtung kontralaterale Hüfte) auf die zu untersuchende Rippe gegeben. Hypomobilität und Schmerz weisen auf eine Funktionsstörung hin. Aus dieser Stellung heraus erfolgt auch die Manipulation.

Die Untersuchung des Schultergelenks kann im Sitzen für die translatorischen Bewegungstests erfolgen. Der Untersucher übernimmt das Gewicht des Patientenarmes, indem man sich den im Ellenbogengelenk rechtwinklig abgespreizten Arm des Patienten auf den eigenen Unterarm legt. Der Arm sollte in einer möglichst rechtwinkligen Abduktion geführt werden, die Schulter des Patienten fällt locker herab. Mit der zweiten Hand geht der Untersucher vor das Akromion direkt über dem Humeruskopf des Patienten. Durch einen sanften, kaudalwärts gerichteten Impuls überzeugt man sich, daß diese Bewegung schmerzlos und weich um einige Millimeter geführt werden kann.

> Bei der geringsten Einschränkung der Schultermobilität ist dieser Test nicht schmerzfrei möglich und zeigt auch eine sofortige Einschränkung jeglicher Beweglichkeit, die über das Zusammendrücken der Schulterweichteile hinausgeht.

Die *orientierende Prüfung des ACG* erfolgt durch Herüberführen des Unterarmes, so daß die Hand zur Gegenschulter geführt wird. Dies muß im vollen Bewegungsausmaß ohne Schmerzen möglich sein. Bei den meisten Patienten kann die Hand weiter nach dorsal geführt werden.

Das *Kiefergelenk* wird initial durch eine orientierende Untersuchung der Mundöffnung geprüft. Beurteilt wird

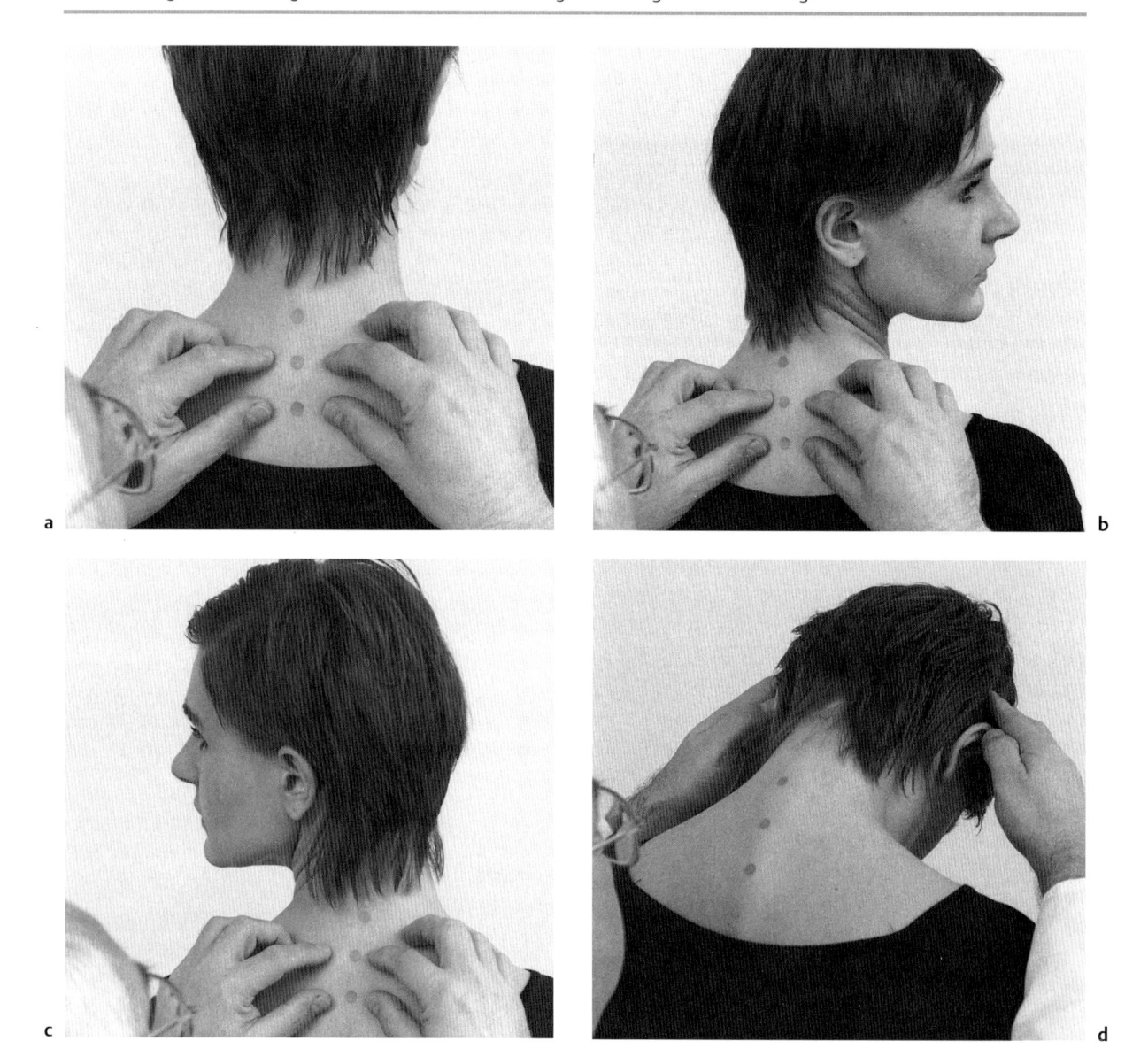

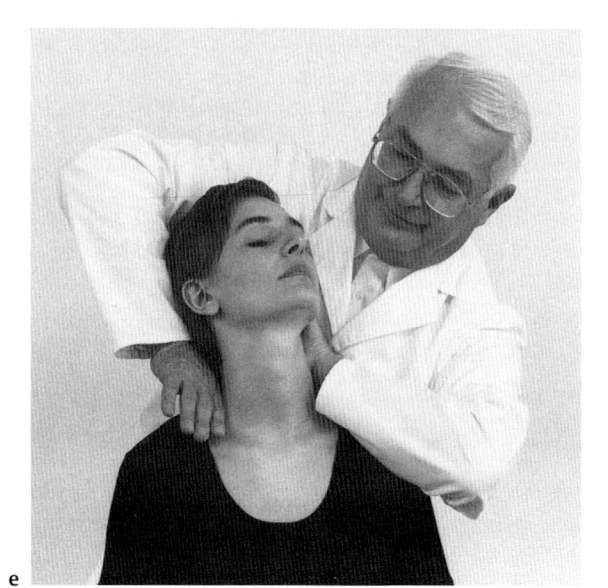

Abb. **19** Orientierende Beweglichkeitsprüfung im ZTÜ (**a–d**). Der Test (**e**) eignet sich auch zur Federungsprüfung der 1. Rippe.

die maximale Schneidekantendistanz der Frontzähne (SKD). Der Normwert beträgt etwa 3 Querfinger (QF) des Patienten oder 35 mm (beim Erwachsenen). Beurteilt wird anschließend die Bewegung des Unterkiefers gegen den Oberkiefer in Protrusion (1–3 mm), in Retrusion (1–5 mm) sowie in (bds.) Laterotrusion (jeweils ca. 5 mm). *Orientierend* geprüft wird außerdem die Mundöffnungs- und -schließbewegung, die harmonisch in einer geraden Bahn verlaufen sollten.

Zur *segmentalen Untersuchung und für die translatorischen Gelenktests* sitzt der Untersucher hinter dem Patienten. Er legt die Daumen in die Retromandibularloge, die langen Finger beider Hände liegen am Jochbogen. Der Patient wird aufgefordert, den Mund mehrfach langsam zu öffnen (Abb. **20a**) und zu schließen. In dieser Untersuchungshaltung wird die sog. *Ruhe-Schwebelage* ermittelt, d. h., der Untersucher muß die Mittellage mit den beiden Daumenbeeren erspüren, bei der sich der Tonus der mundöffnenden und -schließenden Muskulatur etwa die Waage hält (Abb. **20b**).

Die weiteren Untersuchungen erfolgen in dieser Ruhe-Schwebelage:

Durch Vorschieben des Unterkiefers mit beiden Daumen *(Ventralschub)* bis zum Anschlag erfolgt eine Vorspannung. Das weitere Prüfen des Gelenkspiels erfolgt durch Ventralschub zuerst rechts, dann links und jeweils mit beiden Daumen (Abb. **20c, d, e**).

Zur Prüfung des *Lateralschubs* steht der Untersucher auf und fixiert mit einer Hand die Stirn des Patienten, indem er dessen Kopf an seine Brust drückt. Gleiches Vorgehen bei Prüfung des *Laterodorsalschubs*: dabei jedoch Impulsrichtung auf das kontralaterale Mastoid.

Zur Prüfung des *Dorsalschubs* geht der Behandler seitlich neben eine Schulter des Patienten und fixiert den Patientenkopf an seiner Brust durch Umfassen der Schläfe mit einer Hand. Mit der anderen, gespreizten Hand wird der Unterkiefer durch die Handgabel (zwischen Daumen und Zeigefinger) umfaßt und unter Vorspannung nach dorsal verschoben (Impuls aufs Okziput) (Abb. **20g**).

Abschließend wird der *Kaudalschub* untersucht: Der Untersucher steht vor dem Patienten und legt das Daumenendglied auf Prämolaren und Molaren (bds.). Der Mund wird leicht geschlossen, und der Untersucher prüft mit der linken Hand den möglichen Kaudalschub der rechten Unterkieferhälfte und umgekehrt. Schließlich wird mit beiden Daumen auf den Molaren der Kaudalschub insgesamt geprüft (Abb. **20h**). Aus dieser Position heraus erfolgt auch die Mobilisation bzw. Manipulation.

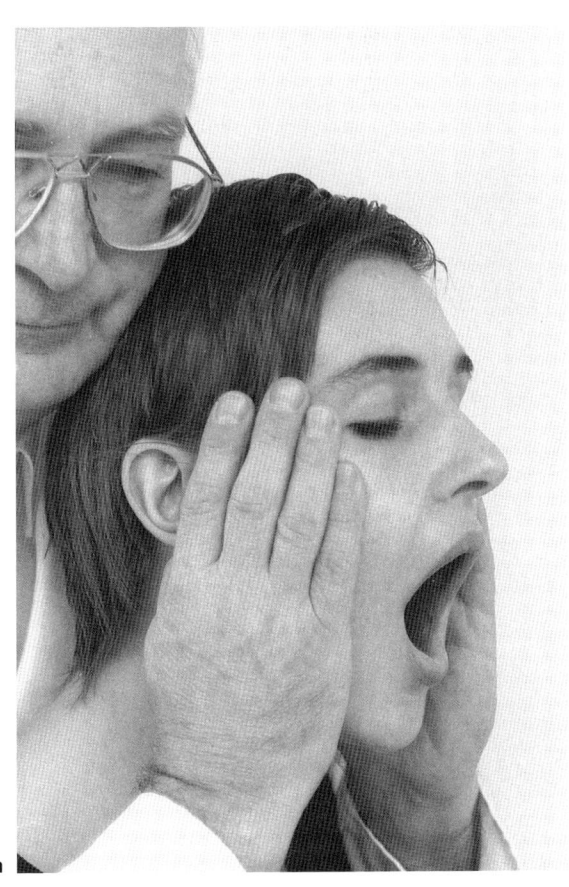

Abb. **20** Segmentale Untersuchung des Kiefergelenks (**a–h**).

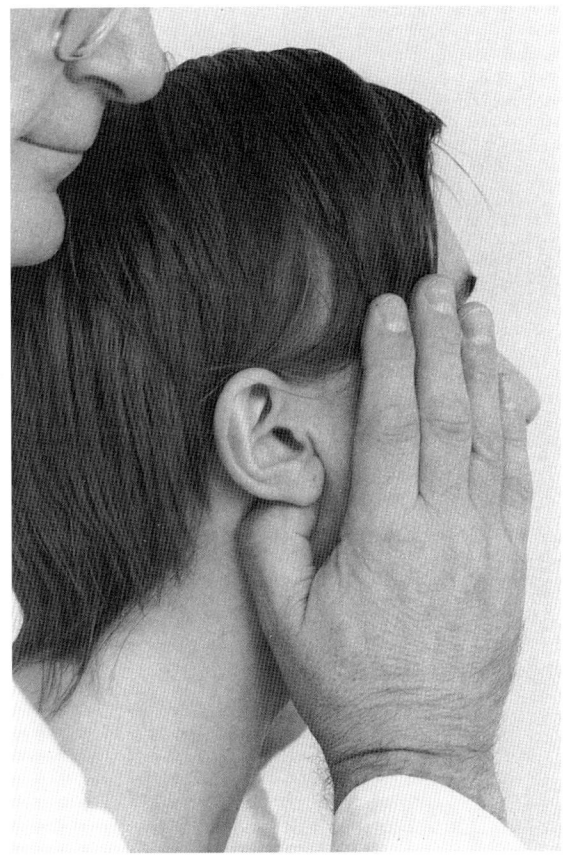

Abb. 20 **c–h** ▷

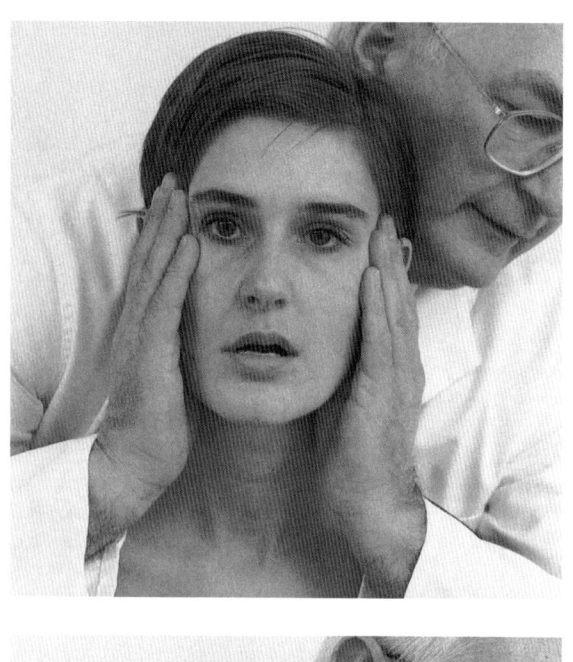

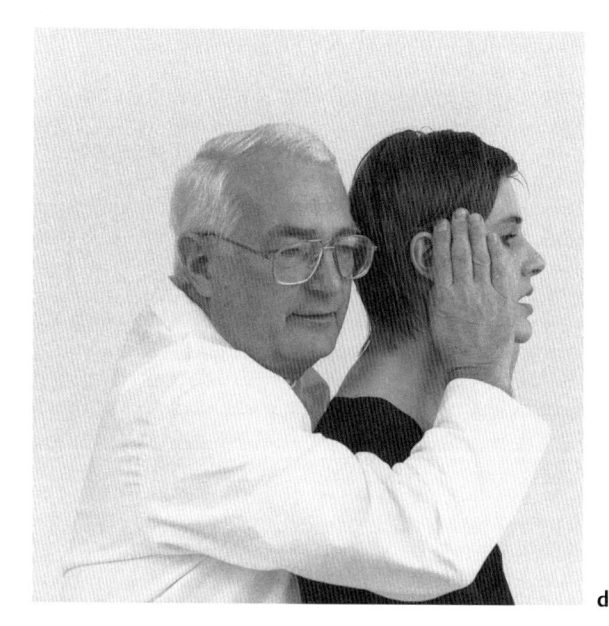

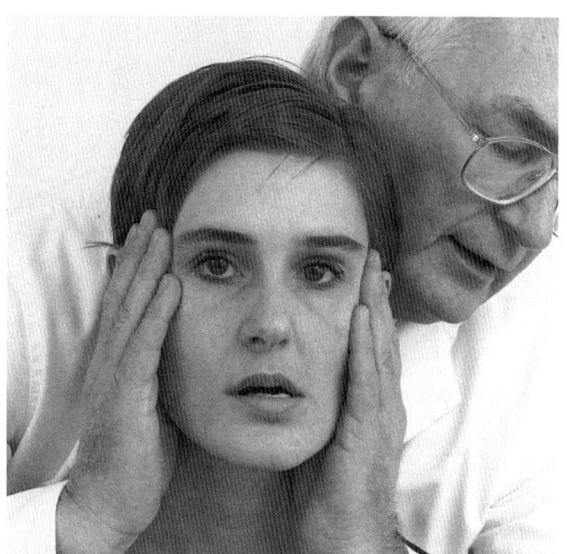

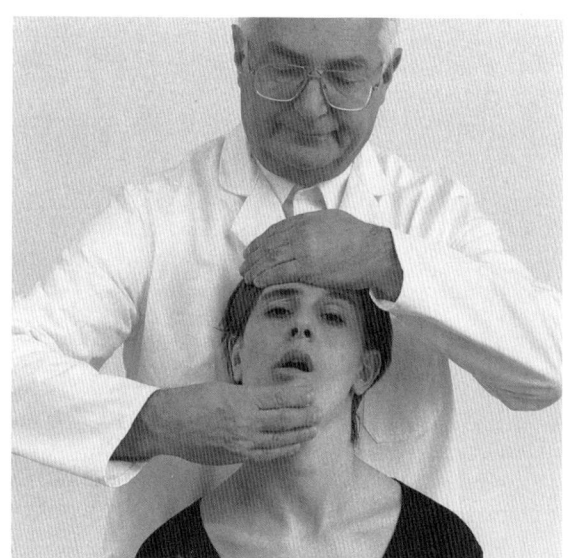

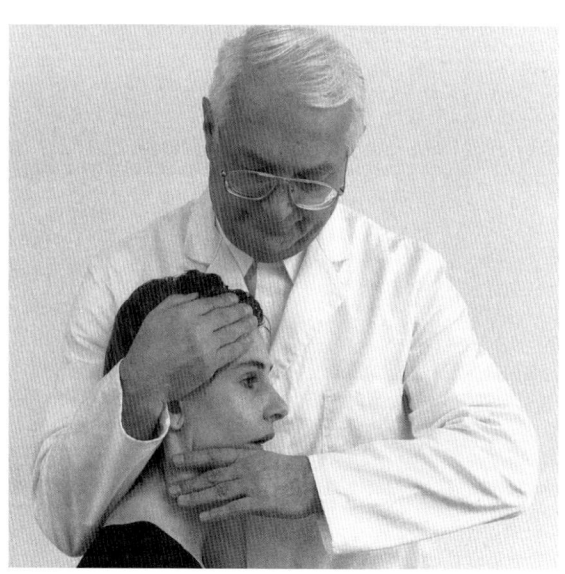

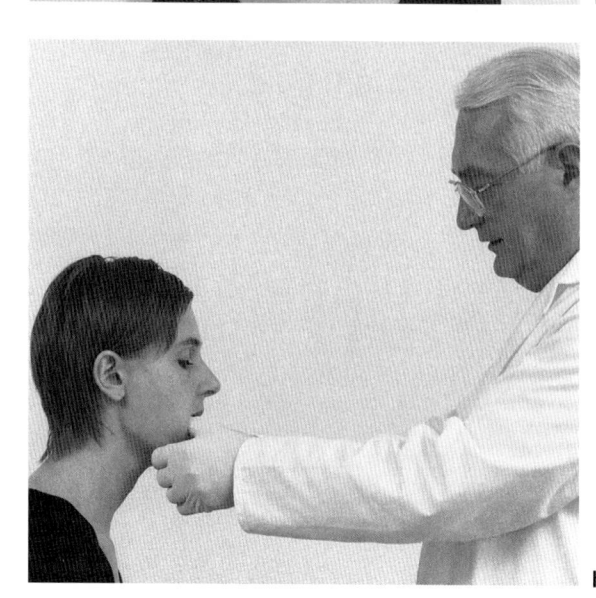

c

d

e

f

g

h

3.4 Befunddokumentation

Die Messung der Gelenkbeweglichkeit erfolgt üblicherweise nach der Neutral-Null-Methode. Dabei wird aus der anatomischen Normalstellung heraus in der Sagittalebene (Extension, Flexion), der Frontalebene (Abduktion, Adduktion) sowie in der Transversalebene (Außen-, Innenrotation) gemessen. Dabei wird mit den vom Körper wegführenden Bewegungen begonnen, Rückführung in die Nullstellung und anschließend über die Nullstellung hinaus in die Gegenrichtung geführt.

Im klinischen Alltag würden wir uns – leicht modifiziert – der schematischen Befunddokumentation von Frisch (1988) anschließen. Sie erweist sich als einfach handhabbar und zweckmäßig. Die Grundlage bilden ein „Knochenmann" zur Markierung der Befunde und verschiedene Farben und Symbole (Abb. 21):

- *Beschreibung der Gelenkbefunde (blau)*
  (N = Normalfunktion, + = Hypermobilität, – Hypomobilität, 0 – keine Beweglichkeit als Hinweis auf einen Strukturschaden).
- *Beschreibung der Haut- und Muskelbefunde aus Inspektion und Palpation (rot)*
  (S – Schmerzangabe bei Palpation – z. B. Myogelosen, H – Hautveränderung – z. B. Dermatomveränderungen in der Headschen Zone oder Narbe, \\\\\\ – Sensibilitätsstörung).

Falls die Höhe der Störung variiert, kann auch eine Kurznotiz an die Zeichnung Kombinationsbefunde beschreiben (z. B. C2–ZTÜ).

Die individuelle Verwendung dieser Symbole ist jedem Benutzer überlassen. Lewit bevorzugte sogar eine verbale Beschreibung der Symbole (Lewit 1992). Es gibt außerdem verschiedene Systeme, die eine computerisierte Befundbeschreibung ermöglichen sollen (z. B. Hanna et al. 1991).

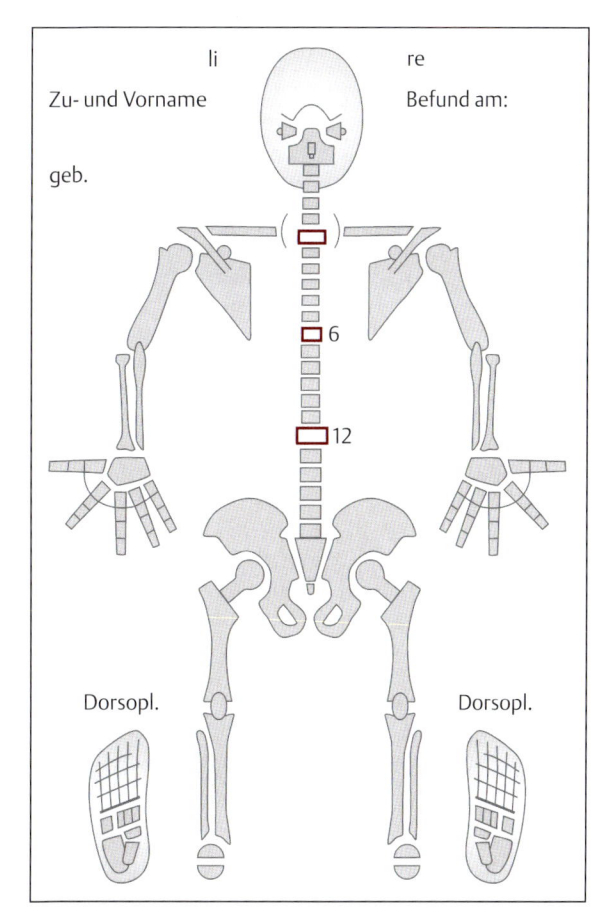

Abb. 21 Verwendung einer schematisierten Darstellung zur Befundeintragung („Knochenmann") (nach Frisch).

3.5 Konventionelle Röntgendiagnostik der HWS

Die *konventionelle Röntgendiagnostik der HWS (in 2 oder 6 Ebenen)* ist Voraussetzung für die Manualtherapie (Manipulation) und die Strukturanalyse. Die in der Praxis zumeist hinreichende Aufnahmetechnik umfaßt eine *ventrodorsale Aufnahme* und eine *seitliche* Aufnahme (Zimmer-Brossy 1992).

Dabei sollte die dafür geeignete *Aufnahmetechnik* (Filmformat 18/24 cm, hoch; Film-Folien-Kombination; Rastertechnik, mittleres Meßfeld; FFA: 115 cm) sowie der entsprechende *Strahlengang* (am liegenden Patienten bei der ventrodorsalen Aufnahme: Zentralstrahl ca. 2 QF oberhalb des Jugulums, auf Kassettenmitte, ventrodorsaler Strahlengang in einem 5–10°-Winkel, oberer Kassettenrand in Hinterhauptmitte; am sitzenden Patienten bei der seitlichen Aufnahme: Zentralstrahl auf die Mitte der HWS, Strahlengang horizontal von rechts nach links oder umgekehrt, in Atemstillstand nach Inspiration) gewählt werden.

Zudem bietet sich *zur Darstellung von Atlas und Axis eine ventrodorsale, transorale* Aufnahme an (durch den geöffneten Mund, *nach Sandberg-Gutmann*).

Dabei sollte der Patient in Rückenlage auf dem Untersuchungstisch liegen, das Kinn sollte so weit angezogen werden, daß der untere Rand des Hinterhauptes (Okziput) genau in Höhe der Bißfläche der oberen Schneidezähne liegt. Die *Aufnahmetechnik* unterscheidet sich geringfügig von den vorher genannten Aufnahmen (Filmformat: 18/24 cm, quer; Film-Folien-Kombination: EK 400; FFA: 100 cm; Fokusgröße 0,3–0,6 mm; Aufnahmespannung und Expositionszeit gleich). Der *Zentralstrahl* sollte senkrecht auf die Mitte zwischen die beiden oberen Halswirbel, d. h. 1 cm unterhalb der Bißlinie der oberen Schneidezähne und auf die Filmmitte, projizieren.

Folgende Kriterien sollten bei einer konventionellen Röntgenaufnahme der HWS in 2 Ebenen im Rahmen der Beurteilung berücksichtigt werden:
- HWS-Krümmung,
- Zwischenwirbelabstand C0/C1, Densstand (physiologisch: Dens – mittig, symmetrischer Zwischenwirbelspalt von ca. 0,5–1,5 cm; Blockwirbelbildung?),

- Symmetrie der Vorder- und Hinterflächen der Halswirbelkörper,
- Knochendichte der Wirbel (Osteolysen?).

Zur Darstellung der Zwischenwirbellöcher sind Schrägaufnahmen erforderlich.

Diese Aufnahmen bieten wichtige Hinweise (Abb. **22**) auf strukturelle Veränderungen (z. B. Metastase, Osteochondrose, Spondylose, Osteoporose, Blockwirbelbildung), um daraus Rückschlüsse für die manualdiagnostischen Befunde zu ziehen (Biesinger et al. 1989). Eine generelle Korrelation läßt sich daraus jedoch nicht herleiten, d. h. auch *erhebliche degenerative Veränderungen müssen nicht unbedingt ein Krankheitspotential beinhalten* (Tab. **8**). Eine *kraniometrische Beurteilung* der Röntgenaufnahmen (Ausmessen der Chamberlainschen Linie, der McGregor-Linie, des Kiefergelenk-Atlasbogen-Abstands) sollte gezielten Fragestellungen vorbehalten bleiben. Das gleiche gilt für die *biometrisch-röntgenologische Funktionsdiagnostik der HWS* nach Arlen.

Eine *CT-Untersuchung (besser: MRT) des kraniozervikalen Übergangs* erscheint nur bei dem Verdacht auf schwerwiegende Veränderungen (z. B. Bandscheibenvorfall) sinnvoll und sollte möglichst vom Orthopäden/Neurologen/Neurochirurgen indiziert werden (s. u.). Das gleiche gilt für Funktionsaufnahmen bei Verdacht auf eine ligamentäre Störung bzw. Instabilität (Kamieth 1990; Schön u. Braunsdorf 1992; Harris et al. 1993), z. B. nach Beschleunigungsverletzungen der HWS. Bei persistierenden HWS-Beschwerden reichen die Funktionsaufnahmen jedoch nicht aus (vgl. dazu auch III).

Tabelle **8** Schwerwiegende röntgenologische Veränderungen an der HWS mit Krankheitspotential bei konventioneller Diagnostik (in 2 Ebenen)

Röntgenbefund	Klinisches Korrelat
Hyperostotische Spondylophyten	Morbus Forestier
Ankylosierung der Zwischenwirbelgelenke	Morbus Bechterew
Weichteildichte Verschattung des Atlantoaxialgelenks	Gelenkarthrose (z. B. posttraumatisch) Osteolysen im Gelenkkörperbereich
Osteolyse	Metastase
Fraktur der Atlasbögen	Jefferson-Fraktur
Spaltbildung im Denshals	Denspseudarthrose
Knochenverdichtungen- bzw. -einschmelzungen über mehrere Wirbelkörper	Granulomatosen (z. B. Morbus Hand-Schüller-Christian)
Deutliche Vergrößerung des Wirbelkörpers	Ostitis deformans (Morbus Paget)

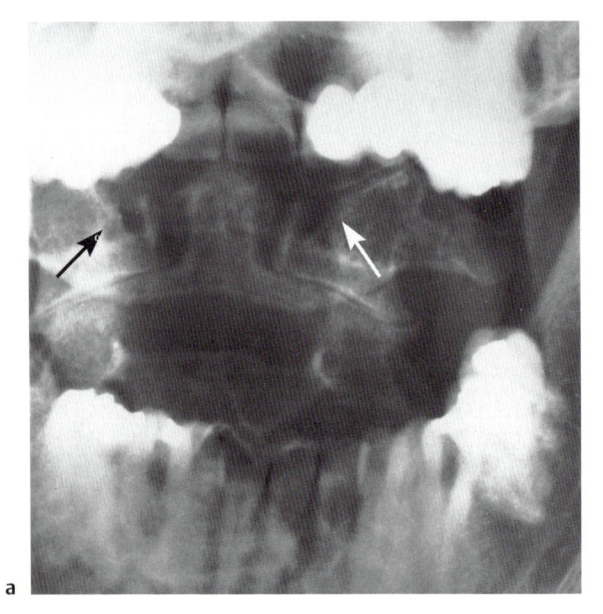

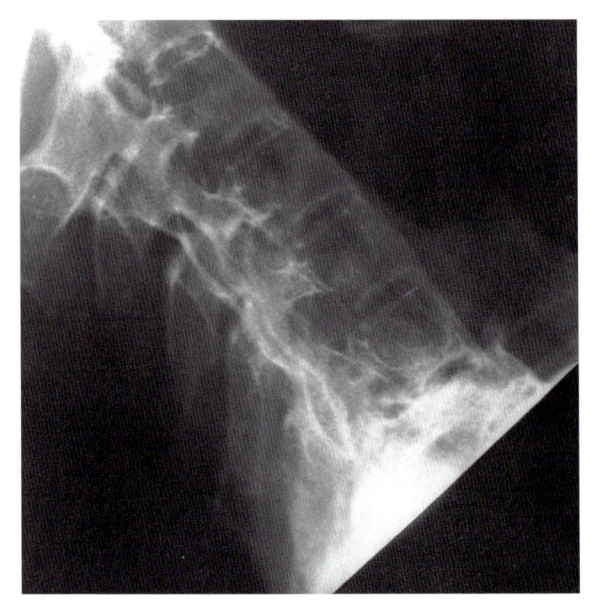

Abb. **22** Typische pathologische Röntgenbefunde der HWS (Prof. Dr. Galanski, Abt. Radiologie der MHH):
a Verschmälerung des atlantoaxialen Gelenkspaltes bei PCP.
b Morbus Bechterew.

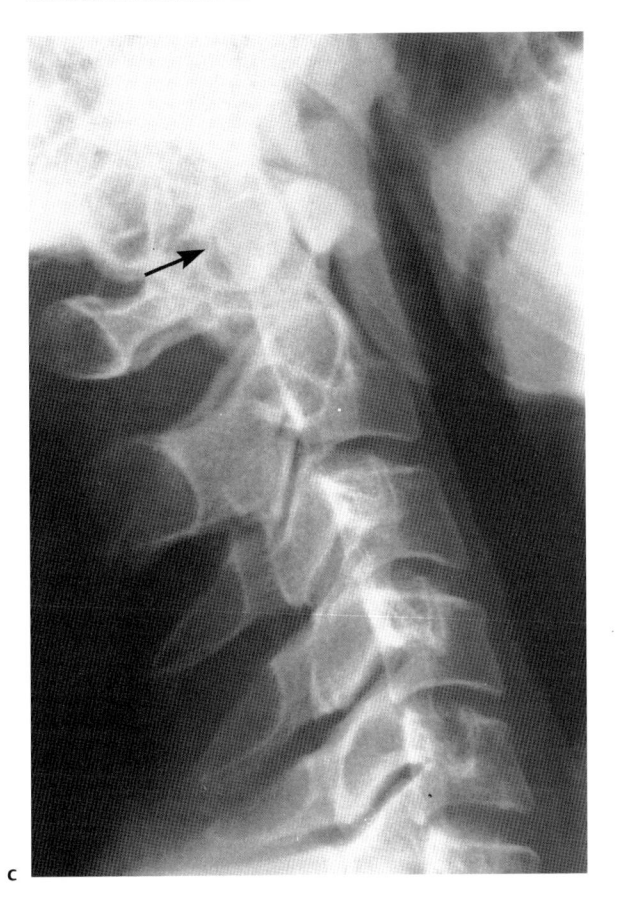

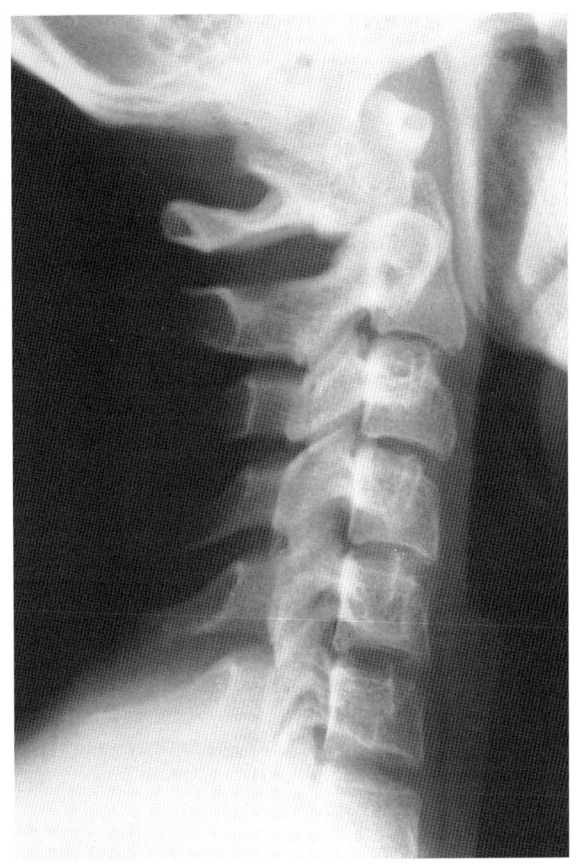

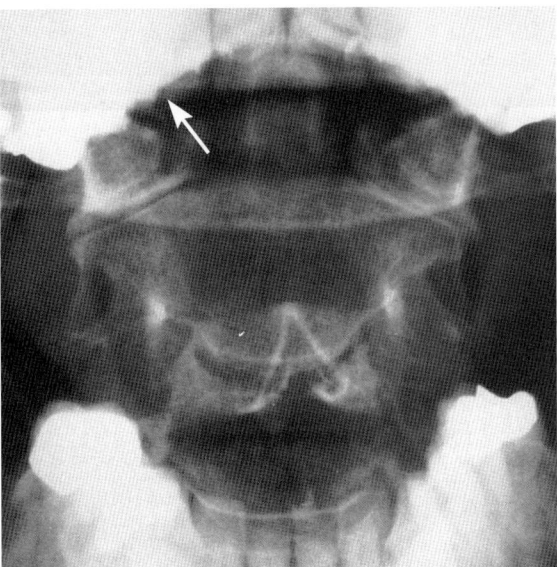

c Metastase in C1 eines cholangiozellulären Karzinoms.
d Os odontoideum bei 4jährigem Kind.
e Denspseudarthrose.
f Osteoporose.

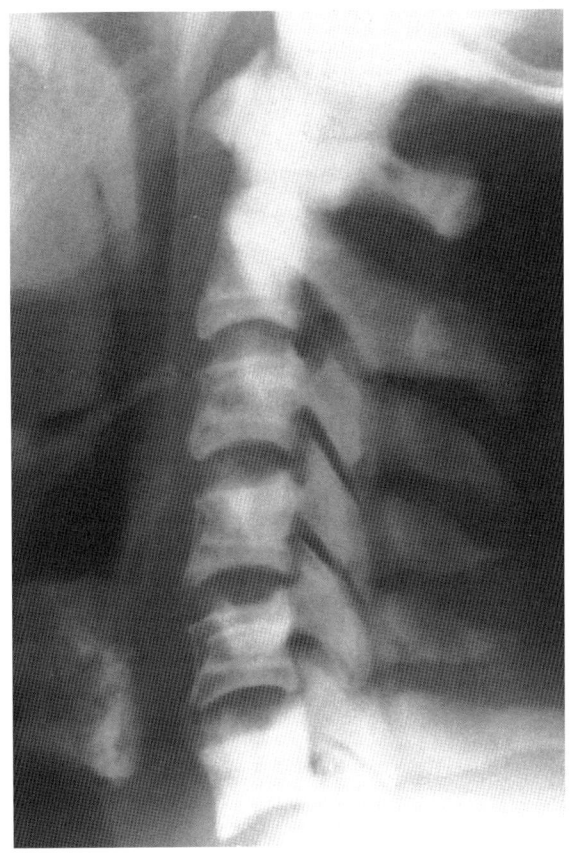

4 Weiterführende objektive Methoden der Diagnostik

Es kann nicht das Anliegen des vorliegenden Buches sein, einen detaillierten Überblick über die Möglichkeiten apparativer Diagnostik bei Erkrankungen im HWS-Bereich zu geben. Vielmehr sollen aus der Sicht des manualdiagnostisch und therapeutisch Tätigen Hinweise für eine erweiterte Diagnostik bzw. für eine begleitende objektive Diagnostik gegeben werden.

Indikationen für die einzelnen Untersuchungstechniken

Computertomographie (CT) bzw. Kernspintomographie (MRT):
Knochendichte Veränderungen, Kalkeinlagerungen in den vorderen Längsbändern bei Zustand nach Beschleunigungsverletzung (CT) (Piganiol et al. 1994);
Verdacht auf Bandscheibenvorfall, weichteildichte Veränderungen bzw. Weichteilverletzungen im Bereich des Retropharyngealraumes bzw. paravertebral, Wurzelkompressionssyndrome, diskoligamentäre Verletzungen (MRT bzw. MR-Open) (Huguenin u. Hopf 1993; Petterson et al. 1994; Rothaupt u. Liebig 1994; Volle et al. 1996; Friedburg u. Nagelmüller 1997) (Abb. 23).

Doppler-Sonographie der A. vertebralis bzw. Magnetresonanzangiographie:
Nachweis der quantitativen Gefäßdurchgängigkeit (Doppler-Sonographie) bzw. der qualitativen Durchblutung im vertebrobasilären Stromgebiet, sofern sich durch die de Kleijnsche Probe Hinweise dafür ergeben sollten (s. u.), obwohl die Validität dieser Funktionsprüfung in der Diskussion ist. Anwendbar bei Verdacht auf Gefäßverschluß, Minderperfusion, Hypoplasie oder Aplasie einer A. vertebralis bzw. bei vaskularisierten Malformationen des Spinalkanals (Thiel 1994; Weingart und Bischoff 1992; Stoll et al. 1986).

Elektromyographie:
Aufzeichnung der elektrischen Muskelaktivität bei willkürlichen bzw. unwillkürlichen Bewegungen:

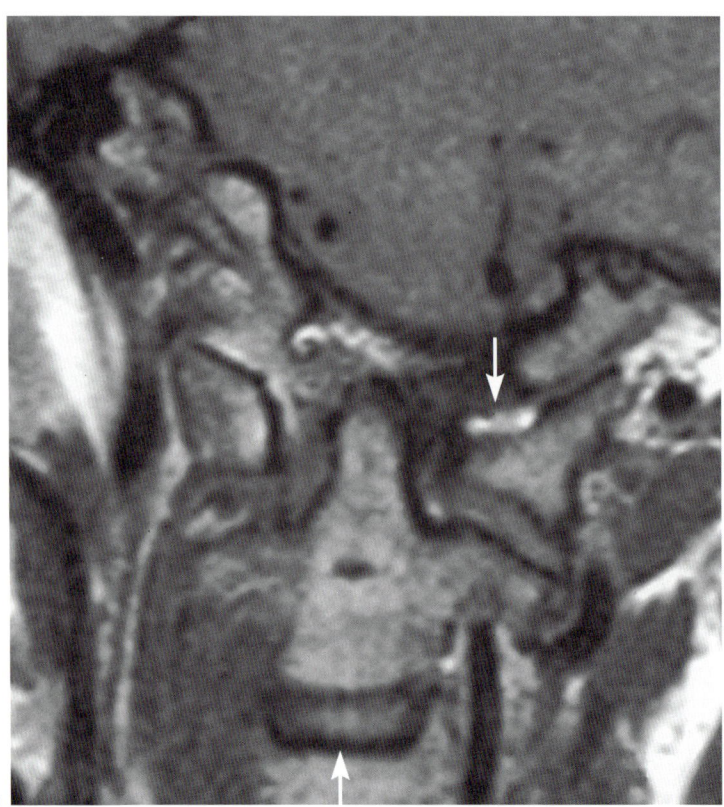

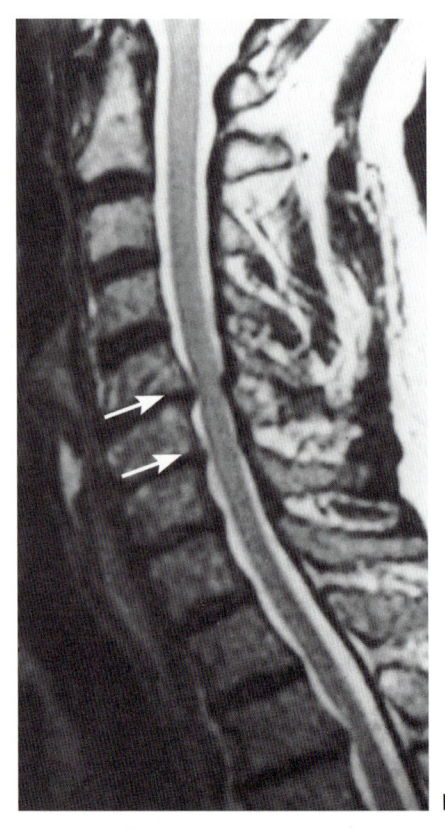

Abb. 23 MRT-Bild eines Patienten nach durchgemachter Beschleunigungsverletzung der HWS mit narbiger Ausheilung im Bereich des rechten Lig. alare (Institut für Radiologie des UKB, Direktor: PD Dr. Mutze). (**a**) sowie mit Bandscheibenprotrusionen in der unteren HWS (**b**).

Anwendbar bei Verdacht auf radikuläre Kompressionssyndrome (Dvorak 1992), Objektivierung des Therapieerfolges nach Manipulation (Ellestadt et al. 1990; Thabe 1982, 1983).

Hautthermographie:
Direkte Aufzeichnung der kutanen Temperaturunterschiede durch verschiedene thermographische Methoden.
Wird auch eingesetzt zur Objektivierung des Therapieerfolges nach Manipulation (Engel 1984; Todoroff 1993) durch Aufzeichnung der veränderten Hauttemperatur im betroffenen Dermatom.

Visuell evozierte Potentiale (VEP):
Ableitung visuell evozierter Potentiale nach Lichtstimulation.
Objektivierung von Sehstörungen nach HWS-Verletzung (Hülse 1990).

Ableitung otoakustischer Emissionen (OAE) oder Distorsionsprodukte otoakustischer Emissionen (DPOAE):
Direkter Nachweis der Funktionsfähigkeit des Innenohres, beeinflußbar durch Manualtherapie. Auf diese Weise Objektivierung des Therapieerfolges bei vertebragenen Hörstörungen nach Mobilisationsbehandlung möglich (Hülse 1994; Biesinger 1997). Außerdem gutachterlich wichtiges Hinweiszeichen, da posttraumatisch (z. B. nach HWS-Distorsion infolge Beschleunigungsverletzung) häufig TEOAE ab 2 kHz als Zeichen einer Störung der zentralen akustischen Verarbeitung im efferenten System fehlen (vermutlich Störung im olivokochleären Bündel) (Raglan et al. 1997) (Abb. **24**).

Elektronystagmographie:
Objektive Aufzeichnung der Nystagmusantwort, z. B. im Rahmen der kalorischen Prüfung der peripheren Gleichgewichtsrezeptoren, beim Zervikaltest, bei Lage- und Lagerungsprüfungen (Hülse 1981, 1983) bzw. bei Durchführung der de Kleijnschen Probe (Stoll et al. 1986; Uhlemann et al. 1993; Scherer 1997; Norre 1976; Mahlstedt et al. 1992; Haid 1990).
Die *de Kleijnsche Probe* soll pathognomonisch für Störungen des vertebrobasilären Stromgebietes sein. Der Patient kann u. U. sogar in Kopfhängelage gebracht werden, der Kopf wird dann sehr langsam und sukzessive nach rechts bzw. links rotiert. Beim Auftreten von Schwindelbeschwerden, Übelkeit, Brechreiz, Benommenheit, Unwohlsein sofort abbrechen (Gefahr der Intimaverletzung der A. vertebralis mit Blutung bzw. Thrombosierung)! Das Entstehen eines Provokationsnystagmus auf einer Seite (positiver Testausfall) spricht für eine Minderperfusion der ipsilateralen A. vertebralis. Der Test kann unter Zuhilfenahme der Frenzelschen Leuchtbrille oder (objektiv) unter elektronystagmographischer Kontrolle zur Aufzeichnung einer Nystagmusantwort erfolgen (Abb. **25**).
Die Aussagekraft dieser Funktionsprüfung ist jedoch nach jüngsten Untersuchungen umstritten (vgl. II/6.2).

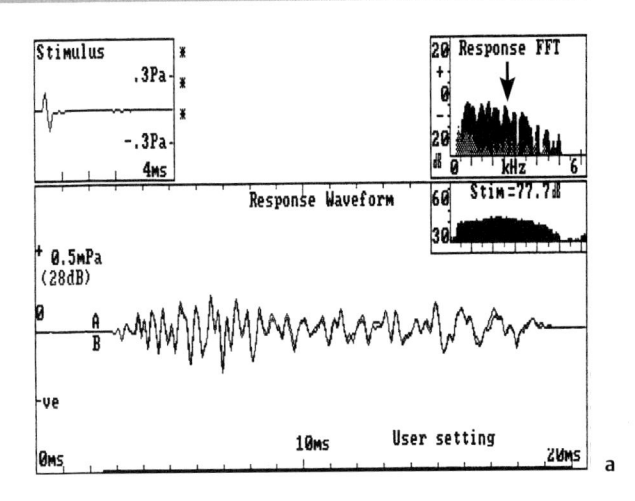

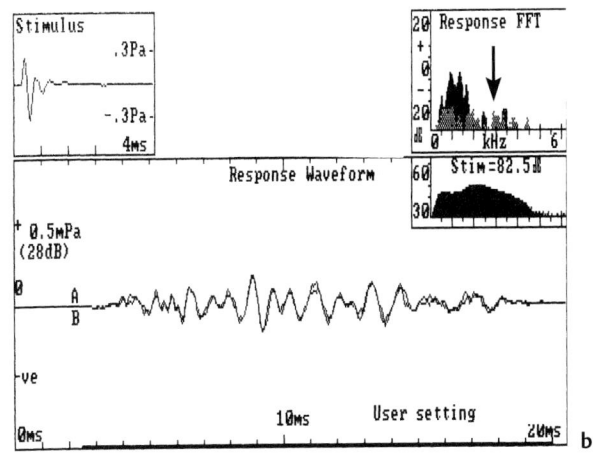

Abb. 24 Normales Emissionsmuster der TEOAE (**a**) und TEOAE-Muster eines Patienten mit Zustand nach Beschleunigungsverletzung der HWS (**b**) und Abbruch ab 2 kHz.

Kraniokorporographie (CCG):
Dokumentation der vestibulospinalen Funktionstests (Unterberger, Romberg) mit Hilfe einer speziellen polaroidphotographischen Einrichtung (CCG).

Dynamische Posturographie (Equitest, Neurocom):
Untersuchung der einzelnen Anteile des gleichgewichtserhaltenden Systems durch kontrollierte Bewegung des Patienten auf einer Meßplattform (Abb. **25**). Durch die sensorische Analyse und den Motorkontrolltest lassen sich isoliert Defizite im vestibulospinalen, vestibulookulären und vestibulären System nachweisen. Durchführung unter gleichzeitiger EMG-Kontrolle möglich (Abb. **26**).

Stroboskopie:
Objektiver (stroboskopischer) Nachweis der Binnenbeweglichkeit des M. vocalis der Stimmbänder. Dient der Objektivierung des Therapieerfolges nach Mobilisationsbehandlung wegen vertebragener Dysphonie (Hülse 1992), da durch HWS-Blockierungen der stroboskopische Befund häufig pathologisch ausfällt (Versteifung).

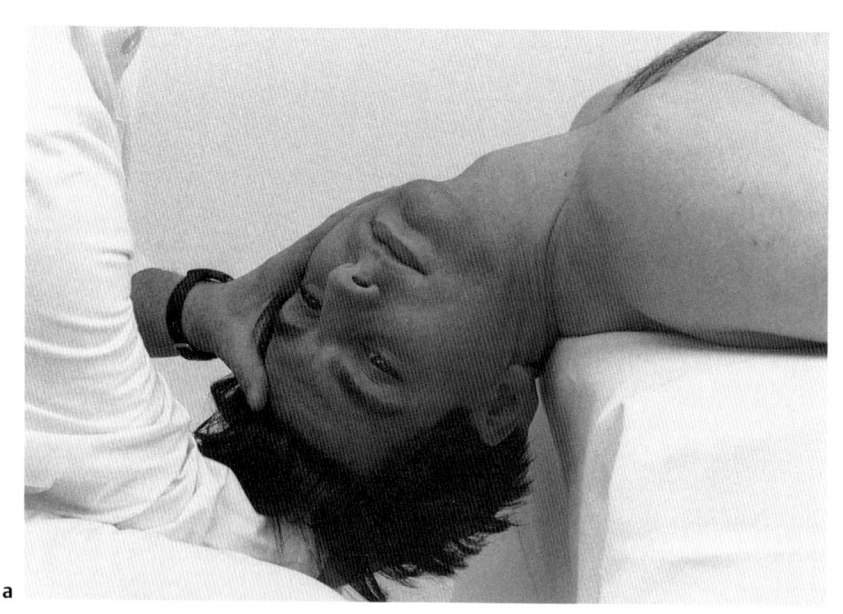

4 Weiterführende objektive Methoden der Diagnostik

Abb. 25 Durchführung der de Kleijnschen Probe (**a, b**).

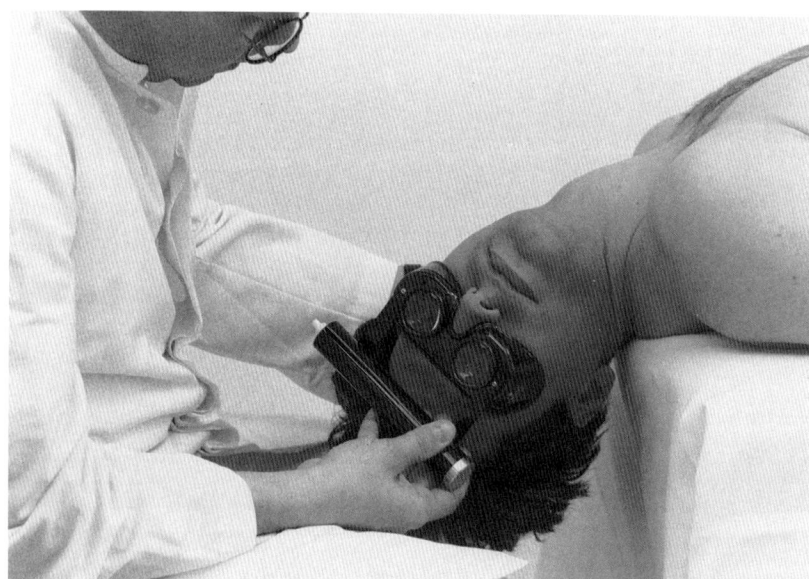

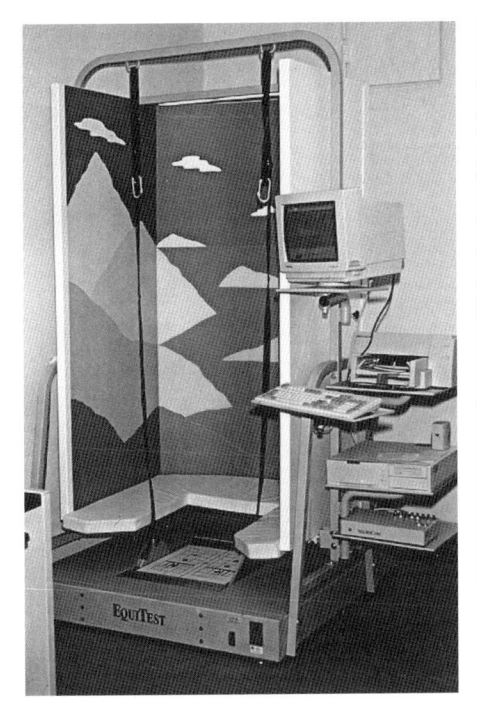

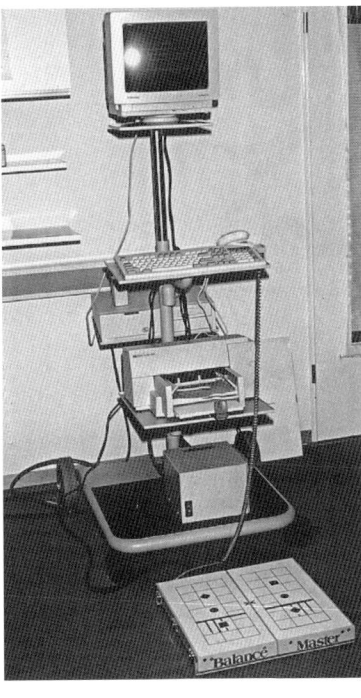

Weiterführende objektive Methoden der Diagnostik **33**

Abb. **26** Aufbau des Test- und Übungssystems „Equitest" (dynamische Posturographie) (**a**) mit Balance Master (**b**).

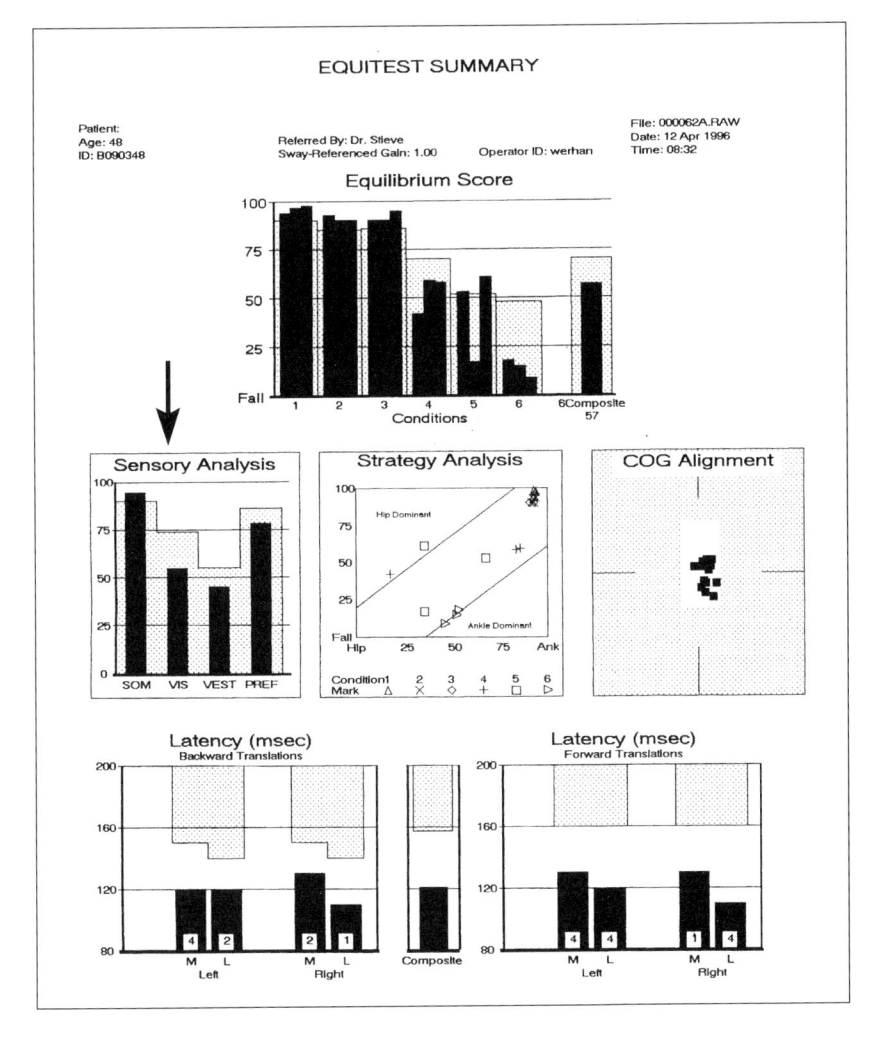

Abb. **27** Typischer pathologischer Befund einer Patienten nach durchgemachter Beschleunigungsverletzung: In der sensorischen Analyse (Pfeil) liegen die erzielten Testergebnisse bei der einzelnen Prüfung der Komponenten des gleichgewichtserhaltenden Systems deutlich unter der altersrelationierten Kontrollnorm.

II. Manualtherapie an der Halswirbelsäule

5 Manualmedizinische Verfahren bei vertebragenen Erkrankungen

Die vorangegangenen Abschnitte sollten erläutern, mit welchen Mitteln und auf welchem Wege man zu einer manualmedizinisch gesicherten Diagnose kommen kann, wenn der Verdacht auf eine vertebragene (zervikogene) Erkrankung besteht. Wenn festgestellt wurde, welche Funktionen gestört sind, kann man an die Aufstellung eines Behandlungsplans (zur Behebung der Funktionsstörung!, nicht zur Strukturveränderung) gehen.

Neben dem Untersuchungsgang wurden zudem Möglichkeiten der apparativen (objektiven) Diagnostik erläutert (Biesinger 1990).

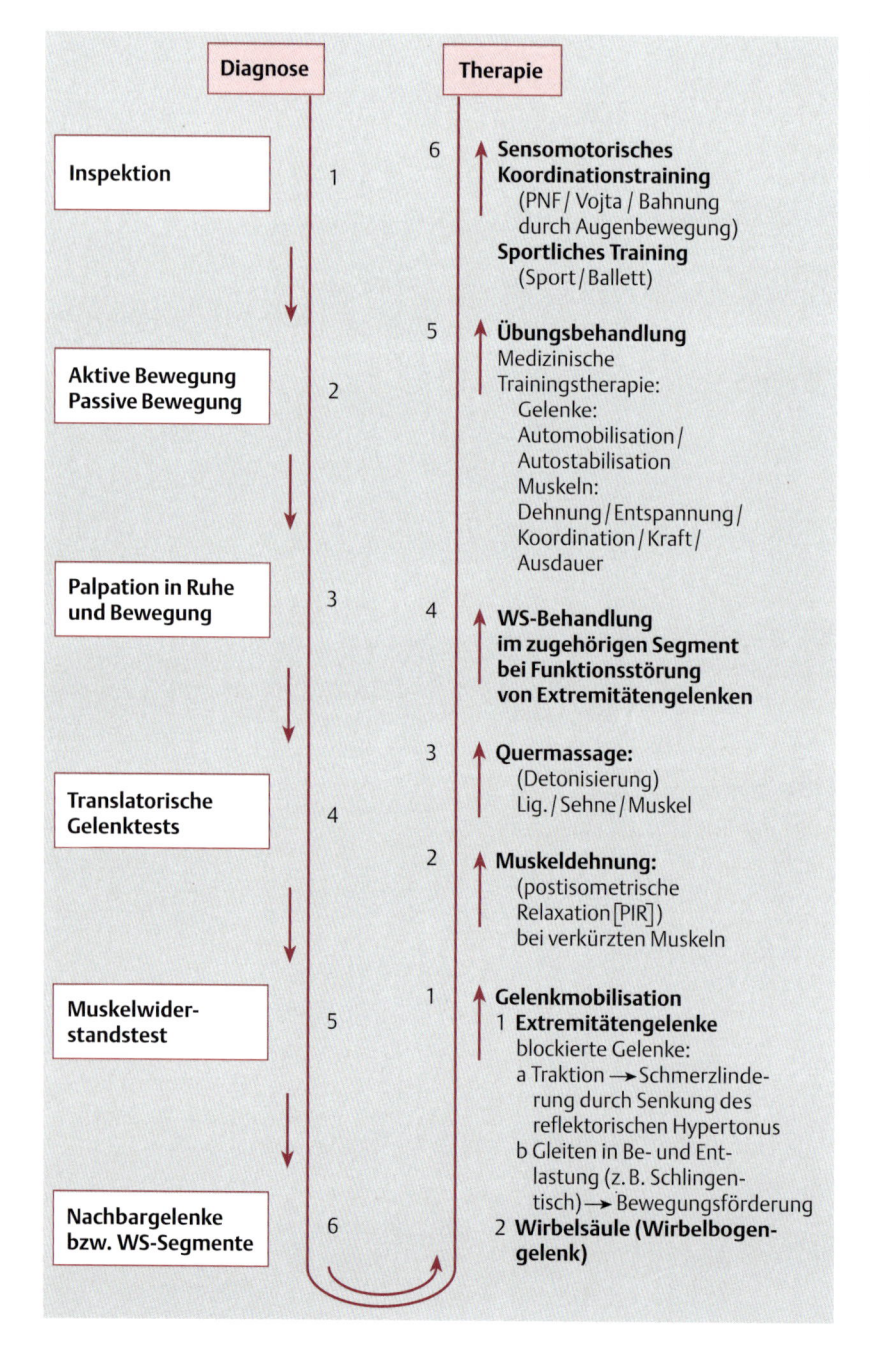

Abb. 28 Schematischer Ablauf der Therapieplanung bei Funktionsstörungen am Bewegungsapparat (aus Frisch: Manuelle Therapie an der HWS. Springer, Berlin 1989).

Diagnose

1. Inspektion
2. Aktive Bewegung / Passive Bewegung
3. Palpation in Ruhe und Bewegung
4. Translatorische Gelenktests
5. Muskelwiderstandstest
6. Nachbargelenke bzw. WS-Segmente

Therapie

6. **Sensomotorisches Koordinationstraining**
   (PNF / Vojta / Bahnung durch Augenbewegung)
   Sportliches Training
   (Sport / Ballett)

5. **Übungsbehandlung**
   Medizinische Trainingstherapie:
   Gelenke:
   Automobilisation / Autostabilisation
   Muskeln:
   Dehnung / Entspannung / Koordination / Kraft / Ausdauer

4. **WS-Behandlung**
   im zugehörigen Segment bei Funktionsstörung von Extremitätengelenken

3. **Quermassage:**
   (Detonisierung)
   Lig. / Sehne / Muskel

2. **Muskeldehnung:**
   (postisometrische Relaxation [PIR])
   bei verkürzten Muskeln

1. **Gelenkmobilisation**
   1 **Extremitätengelenke**
   blockierte Gelenke:
   a Traktion → Schmerzlinderung durch Senkung des reflektorischen Hypertonus
   b Gleiten in Be- und Entlastung (z. B. Schlingentisch) → Bewegungsförderung
   2 **Wirbelsäule (Wirbelbogengelenk)**

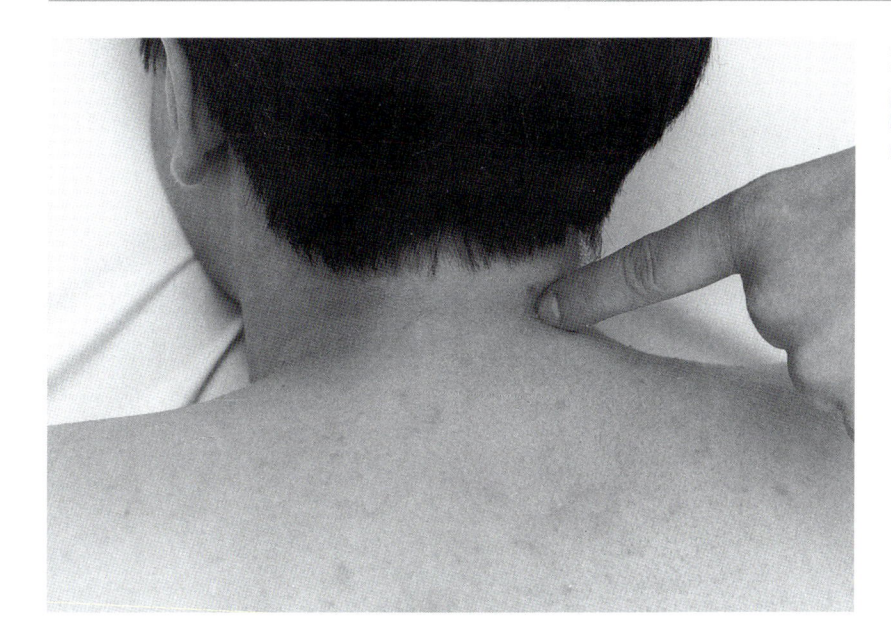

Abb. **29** Mit Hilfe der Inhibitionstechnik wird ein Triggerpunkt unter einminütiger Kompression des Zeigefingers gehalten.

Wenn auf diesem Wege eine reflektorische *Störung des Bewegungssegments* (d. h. pathologische Befunde an Haut und Unterhaut, Muskulatur oder Gelenken) festgestellt wurde, steht eine breite Palette von manualtherapeutischen Möglichkeiten zur Therapieplanung bereit. Auch hierbei gelten wieder einige Grundregeln:

1. *Manualtherapie ist Reflextherapie,* deshalb sollte man – sobald das Störungsmuster erkannt wurde – mit der Therapieform beginnen, die am wenigsten intensiv ist.
2. Die Intensität der einzelnen Therapieformen nimmt in der Reihenfolge Weichteiltechniken – Muskelrelaxationstechniken – Mobilisationen zu.
3. Man therapiert Befunde an der *Haut über die Haut*, Befunde am *Muskel über die Muskulatur* und Befunde am *Gelenk über das Gelenk*.

Die *Einleitung* der einzelnen manualtherapeutischen Maßnahmen erfolgt nach folgenden *Kriterien* (Frisch 1995; Schneider 1986; Lewit 1992):
– *Ort der Störung* (segmentale Störung, Einschränkung der Gelenkbeweglichkeit, Myalgie oder Myogelose),
– *Art der Störung* (akut, chronisch),
– Auswahl und zeitliche *Reihung der Therapieverfahren*,
– Durchführung der *Weiterbehandlung* (Selbstübungen bzw. Verordnung von krankengymnastischer Übungsbehandlung).

Ohne abgestuftes Therapiekonzept (Abb. **28**) und ohne intensive Weiterbehandlung (!), insbesondere durch Selbstübungen (z. B. Böhm u. Lück 1979; Dreher-Edelmann 1992), ergibt sich kein bleibender Therapieerfolg.

5.1 Weichteiltechniken

Die Weichteiltechniken wenden sich dem Bewegungssegment (d. h. zum einzelnen Gelenk) zugehörigen Muskulatur (einschl. der jeweils inserierenden Sehnen) zu und bewirken damit indirekt eine Lösung und Lockerung der darüberliegenden, veränderten Bindegewebsstruktur. Die Hauptaufgabe der Weichteiltechniken liegt somit in der *Entspannung der Muskulatur* durch Quer- und Längsdehnungen. Damit finden sie – ebenso wie die Mobilisation – vor allem Anwendung an der *schmerzhaft verspannten und verkürzten Muskulatur* und ihrem zugehörigen, pathologisch veränderten Bewegungssegment. Dieses Therapieprinzip läßt sich wirkungsvoll durch die Kombination mit der *Mobilisationsbehandlung (s. u.)* bzw. durch zusätzliche Anwendung der *therapeutischen Lokalanästhesie (TLA)* unterstützen (s. u.).

Die Anwendung von Weichteiltechniken bereitet vielfach den Einsatz von gezielten Manipulationstechniken (Manipulation) vor, wenn diese aufgrund des zu großen Schmerzes bzw. der Abwehrspannung noch nicht anwendbar sind (Dvorak u. Dvorak 1990).

Praktische Durchführung

Zuerst wird mit den *seitenvergleichend palpierenden Fingern beider Hände* der Muskel- und Weichteilmantel um die Kopfgelenke bzw. die HWS abgetastet, um so schmerzhafte Muskelverspannungen bzw. zugehörige überwärmte Hautpartien (Sehnenansätze, Bindegewebe) festzustellen. Besonders wichtig sind die kurzen Kopfextensoren, die paravertebrale Muskulatur im Bereich der oberen HWS und der M. sternocleidomastoideus. Außerdem sollen auf diese Weise *muskuläre Irritationspunkte* (s. o.) festgestellt werden. Im Anschluß kommen folgende Techniken zur Anwendung:

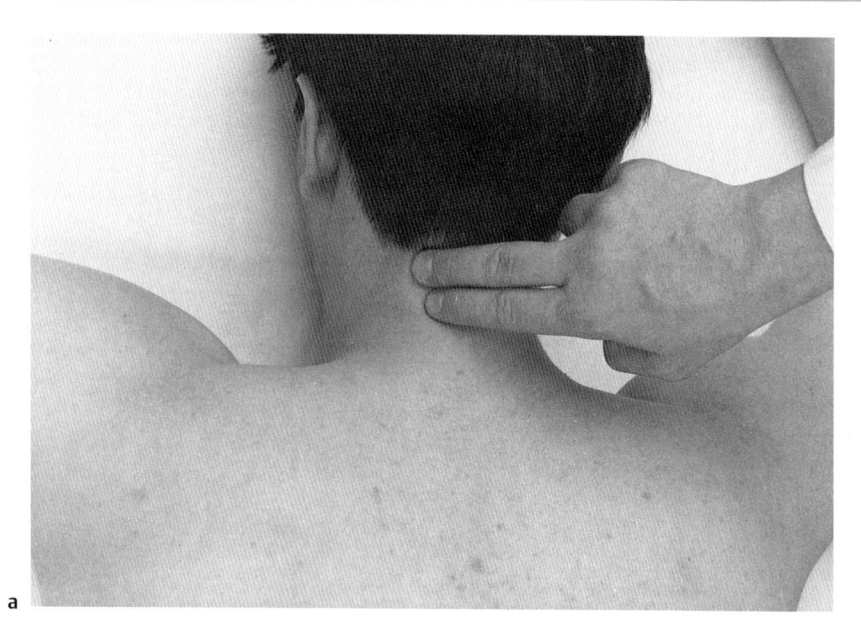

Abb. 30 a u. b Mit Hilfe der Dehnungstechnik werden quer zum Faserverlauf der Muskulatur Dehnimpulse durch die nebeneinander gelegten Fingerbeeren gegeben.

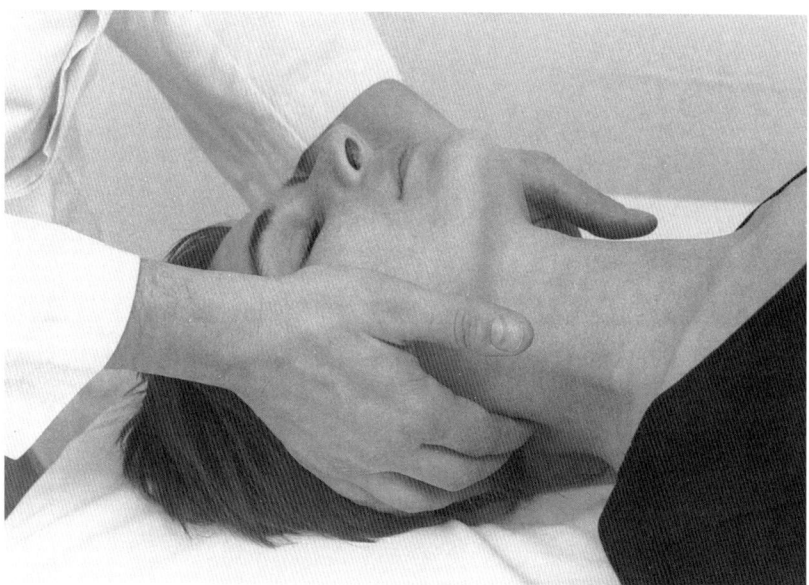

- Bei der sog. *Inhibitionstechnik* wird mit Hilfe digitaler (einminütiger) Kompression mit dem Mittelfinger ein *muskulärer Irritationspunkt* (s. o.) im rechten Winkel unter sanftem Druck gehalten. In den ersten 30 s wird dabei der Druck langsam gesteigert, in den zweiten 30 s reduziert (Abb. **29**).
- Bei der sog. *tiefen Quermassage (deep friction nach Cyriax)* werden in der Tiefe des Gewebes Mittel- und Zeigefinger übereinander an der zu behandelnden Struktur angesetzt.
  Am Muskel sollen die Fasern getrennt werden, an der Sehne soll eine Anspannung erzielt werden. Dieses Ziel wird durch Reibungen quer zur Faserrichtung mit ausreichendem Druck und Bewegungsausschlag bei gleichmäßigem Rhythmus erzielt. Der Therapeutenfinger und die Haut des Patienten bewegen sich gleichsinnig (nach Frisch 1995).

Kontraindiziert ist dieses Behandlungsverfahren bei Gelenkverletzungen, Bursitiden u. a. Weichteilverletzungen sowie die Anwendung in Nervennähe.
- Bei der sog. *Dehnungstechnik* werden durch die nebeneinander gelegten Fingerspitzen der Therapeutenhand (ohne reibende Bewegungen auszuführen) auf der Hautoberfläche Dehnungsimpulse quer zum Muskelfaserverlauf ausgeführt (mindestens für 5 min) (Abb. **30**).

5.2 Mobilisationsbehandlung einzelner Gelenke

5.2.1 Passive Mobilisationsbehandlung

Mobilisationsbehandlungen von Wirbelsäulengelenken sind in alle Bewegungsrichtungen möglich. Dabei sind die Gelenktraktionen die schonendsten und wirksamsten Mobilisationsformen. Diese Traktionen sind am effektivsten in der Ruhelage des Gelenks durchzuführen, also am liegenden Patienten. Da die Flexionsbewegungen nach ventral (Divergenzbewegung) bzw. dorsal (Konvergenzbewegung) Gleitbewegungen darstellen, muß man zusätzlich zu der mobilisierenden Gleitbewegung in Konvergenz noch eine Traktion (Pikkolotraktion) anwenden.

Mobilisationen haben zum Ziel, insbesondere bei schmerzhaft eingeschränkter Gelenkbeweglichkeit, eine Vergrößerung des Bewegungsspielraums durch passive, wiederholte Traktionen oder Gleitbewegungen mit geringer Geschwindigkeit und zunehmend vergrößerter Amplitude zu erzielen, um so das normale „joint play" wiederherzustellen (Abb. **31**). Hierbei *agiert der Therapeut* im Gegensatz zur aktiven Mobilisationsbehandlung (s. u.), wo der *Patient die Mobilisationskraft entwickeln muß* (Frisch 1995).

Eine klassische Möglichkeit passiver Mobilisationsbehandlung im Bereich der HWS ist die *axiale Traktion zur Entlastung eines oder mehrerer Segmente* gleichzeitig. Die passiven Mobilisationstechniken können mit Weichteiltechniken kombiniert werden. Häufig werden hierbei die Handlungen des Therapeuten durch die *bahnende Mithilfe (Fazilitation)* des Patienten (z. B. Mobilisation in der Exspiration, Einbeziehung der Blickwendung des Patienten) begleitet (s. u.).

Im Rahmen der passiven Mobilisationsbehandlung an der HWS durch Traktion werden – wie auch sonst – die drei folgenden *Traktionsstufen* unterschieden (nach Frisch 1995; Schneider et al. 1986):
- In der *ersten, lösenden Phase* soll der Gelenkinnendruck neutralisiert werden (ohne eine Vergrößerung der Distanz der Gelenkflächen zu bewirken),
- in der *zweiten, straffenden Phase* soll der das Gelenk umgebende Weichteilmantel aufgedehnt werden (insgesamt – mit erster Phase – für ca. 10 s),
- in der *dritten, dehnenden Phase* wird der Gelenkspalt bis zur physiologischen Barriere aufgedehnt (für ca. 5–6 s).

Praktische Durchführung

Mobilisation bei akuten Schmerzen, Bewegungsminderung in mehreren Richtungen im Bereich der oberen HWS: Der Therapeut steht hinter dem sitzenden Patienten und umfaßt mit beiden Händen den Kopf. Die Unterarme fixieren die Schultern des Patienten. Der Traktionsimpuls erfolgt in Exspiration in der Längsachse von kaudal nach kranial für wenige Sekunden und sollte wiederholt werden (Abb. **32**). Die Durchführung ist auch im Liegen möglich: Dabei umfaßt der Therapeut mit der linken Hand das Hinterhaupt des Patienten, mit der anderen das Kinn des in antalgischer Haltung liegenden Patienten. Nach mehrfacher Durchführung im Liegen bietet sich z. B. eine *Seitgleitmobilisation* an (s. u.).

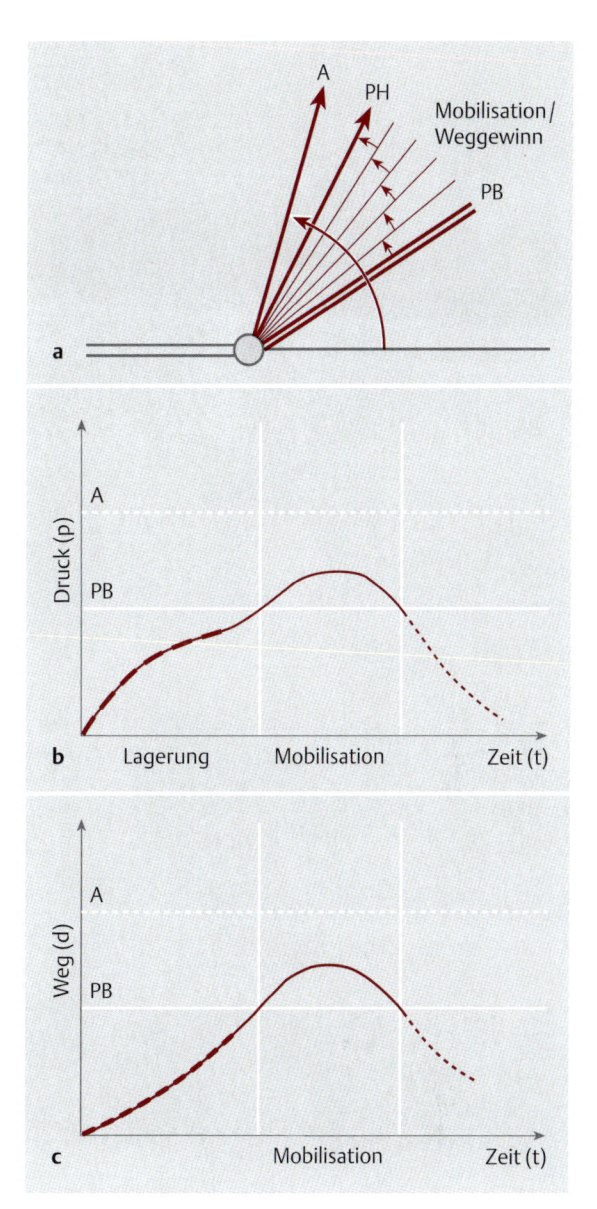

Abb. **31** **a** Prinzip der passiven Mobilisationsbehandlung durch schrittweise Erweiterung des physiologischen Bewegungsspielraums (A – anatomische Bewegungsgrenze, PH – physiologische Bewegungsgrenze, PB – pathologische Bewegungsgrenze).
b Druck-Zeit-Diagramm der passiven Mobilisationsbehandlung.
c Weg-Zeit-Diagramm der passiven Mobilisationsbehandlung (nach Schneider u. Dvorak).

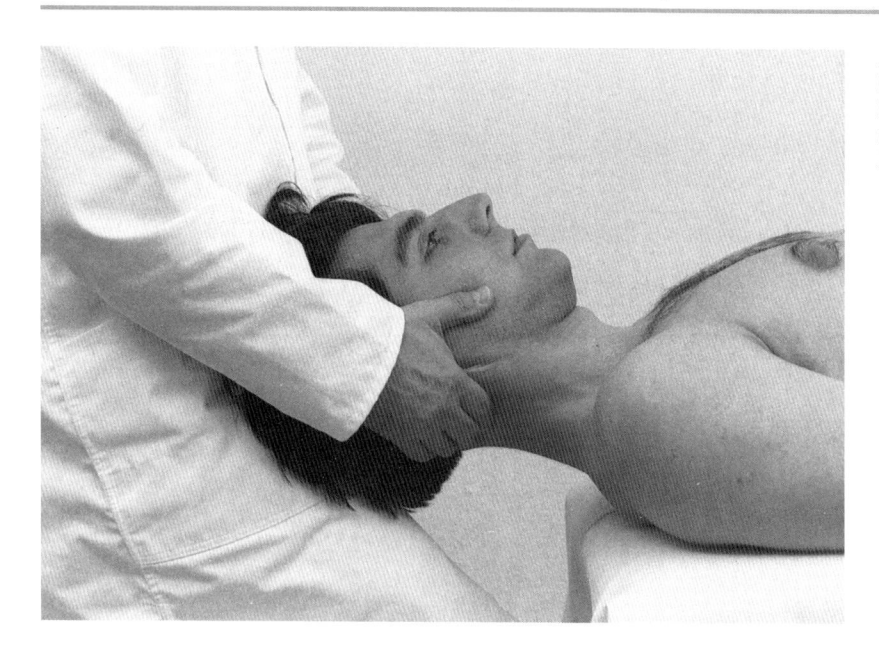

Abb. 32 Traktion (passive Mobilisation) der gesamten HWS längs ihrer Achse, wobei der Therapeut für wenige Sekunden den Zug ausübt, nachläßt etc.

Mobilisation bei eingeschränkter Beweglichkeit für Inklination/Reklination (C0/C1) im oberen Kopfgelenk und bei subokzipitalen Schmerzen:
Der seitwärts stehende Therapeut fixiert den Atlas durch weichen Gabelgriff über den Massae laterales und stabilisiert den Patientenkopf (bei sitzendem Patienten) an seiner Brust. Mit der anderen Hand, deren Ulnarkante am Okziput liegt, wird der Kopf in wechselnder Inklinations- und Reklinationsstellung über die pathologische Bewegungsgrenze hinaus geführt (Abb. 33).

Diese Mobilisationstechnik kann auch analog am liegenden Patienten angewandt werden. Dazu umfaßt der Therapeut, der am Kopfende des Patienten steht, mit dem Gabelgriff den Atlasbogen (fixierende Hand), mit der anderen Hand das Okziput. Die Therapeutenschulter liegt an der Stirn des Patienten. Das Hinterhaupt des Patienten wird in der Entspannungsphase nach kranial und dorsal bewegt (in Exspiration, Blick nach kaudal).

Mobilisation bei gestörter Divergenz- bzw. Konvergenzbewegung (Rechts- bzw. Linksrotation oder Seitneigung) im Segment C2/C3:
Der Therapeut steht auf der nichtbehandelten Seite und umfaßt den kaudalen Wirbel (C3) mit der Daumen-Zeigefinger-Gabel (in Linksrotation für die Divergenzmobilisation, in Rechtsrotation für die Konvergenzmobilisation). Die andere Hand umfaßt mit der ulnaren Kleinfingerkante und stabilem Handgelenk den Wirbel C2 und das Hinterhaupt bei leichter Abstützung des Patientenkopfes am Oberkörper des Therapeuten. Mobilisiert wird bei Exspiration mit gleichzeitiger Blickwendung des Patienten in die Mobilisationsrichtung: Die Divergenzbewegung umfaßt in Rechtsrotation eine Flexion und Rechtsseitneigung, die Konvergenz eine Linksrotation, Extension und Linksseitneigung.

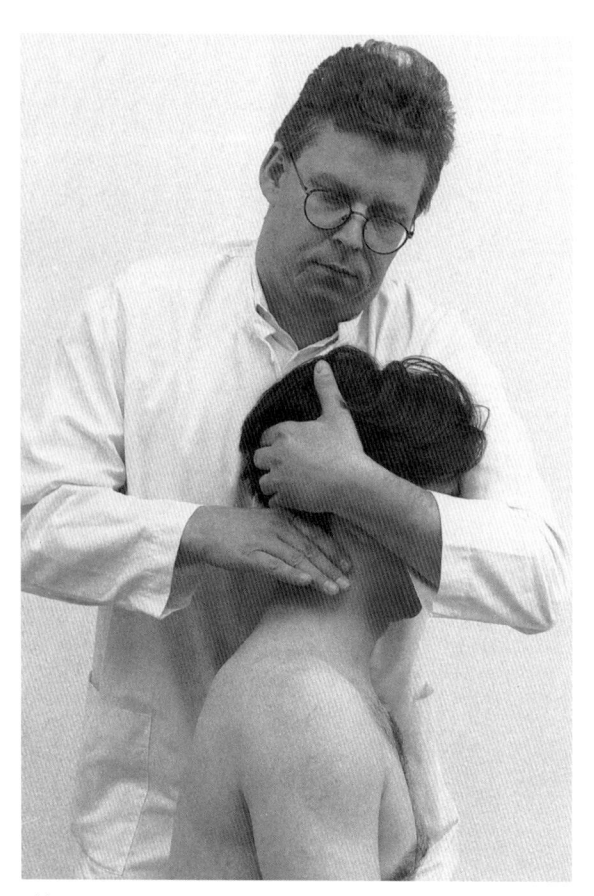

Abb. 33 Passive Mobilisation bei eingeschränkter Inklination/Reklination in C0/C1.

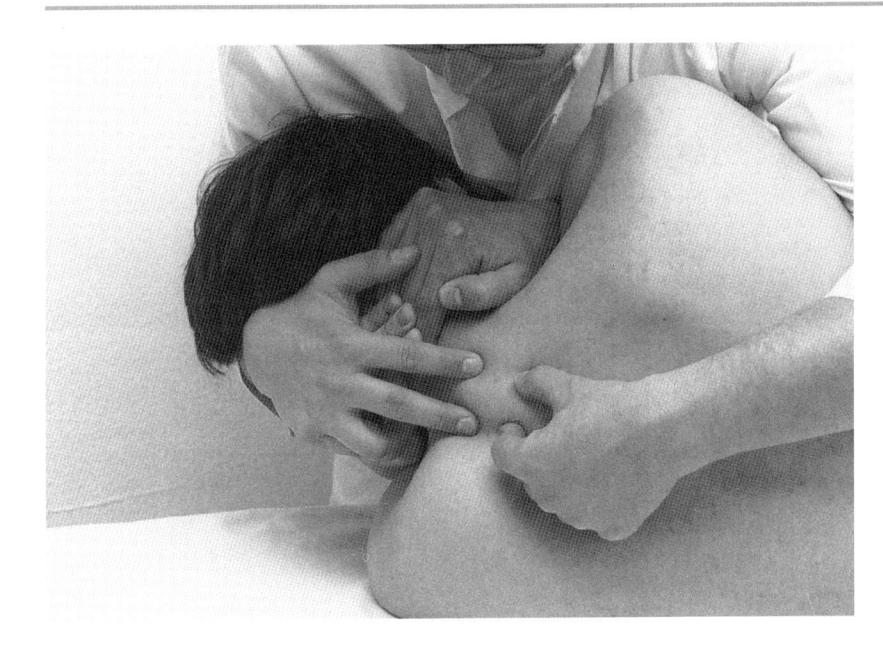

Abb. 34 Passive Mobilisation bei eingeschränkter Beweglichkeit (Konvergenz- und Divergenzstörung) des ZTÜ.

Mobilisation bei eingeschränkter Extension (Dorsalflexion) der HWS (C2–C5):
Diese Technik wird am liegenden Patienten durchgeführt. Eine Therapeutenhand fixiert mit Gabelgriff den kaudalen Wirbel und mit der anderen Hand (ebenfalls im Gabelgriff) den kranialen Wirbel. Der Kopf des Patienten ist am Therapeuten abgestützt. Die mobilisierende Bewegung erfolgt jetzt nach dorsal (mit Hand und Körper des Therapeuten). Der Patient befindet sich dabei in Exspiration und macht eine Blickwendung (nach kranial).

Mobilisation bei eingeschränkter Beweglichkeit (Konvergenz- oder Divergenzstörung) im zervikothorakalen Übergang (ZTÜ):
Der Patient liegt in Seitenlage, die Hände umfassen den Nacken (zur Fixation der HWS), Ellenbogen berühren sich. Das Kinn wird dem Sternum genähert, die Knie sind angezogen. Der Therapeut steht vor dem Patienten und umfaßt mit einer Hand die im Nacken gefalteten Patientenhände, mit der anderen fixiert er den kaudalen Wirbel. Der Patient spannt (in Inspiration) isometrisch die Muskulatur entgegen der Bewegungsrichtung an. Mobilisiert wird in Exspiration durch Ventral- oder Dorsalflexion, wobei die Dorsalflexion durch eine Traktionsbewegung begleitet sein sollte, da ansonsten keine ausreichende Mobilisierung erzielt wird (Abb. **34**).

5.2.2 Aktive Mobilisationsbehandlung

Die *aktive Mobilisationsbehandlung* umfaßt neben der Muskelenergietechnik (Mobilisationskraft durch den Patienten) auch Bahnungs- und Automobilisation (Blickwende- bzw. Atemtechnik). Die *postisometrische Relaxation (PIR,* nach Lewit) wird analog – unter Berücksichtigung schulenspezifischer Unterschiede, Besonderheiten und Modifikationen – auch als *Muskelenergietechnik (MET,* nach Mitchell) bzw. als *neuromuskuläre Technik (NMT 1–3,* nach Dvorak) bezeichnet (Neumann 1989; Lewit 1992; Schneider et al. 1986; Sachse 1991).

Folgende *Grundsätze* müssen bei der aktiven Mobilisationsbehandlung berücksichtigt werden (nach Dvorak und Dvorak 1990):
– Die *Mobilisation erfolgt in die schmerzfreie Richtung,* die Kontaktaufnahme mit ossären Strukturen sollte außerhalb der Irritationszonen erfolgen.
– Die Mobilisation sollte nur wenige Sekunden andauern, *die physiologische Bewegungsgrenze des Gelenks sollte nicht überschritten werden.*

5.3 Muskelenergietechniken (PIR und MET)

Vor Beginn der Behandlung muß eine segmentale Diagnostik (Bestimmung der Höhe, der Richtung und des Ausmaßes der Bewegungseinschränkung) am Patienten erfolgen. Wichtige Hinweiszeichen für eine muskuläre Störung sind *Schmerz und ein „weicher Stop"* bei der Untersuchung (im Gegensatz zum „harten Stop" bei der rein arthrogenen Störung). Nach der Untersuchung sollte der Patient exakt in die Behandlungsposition gebracht werden, und der Therapeut sollte das jeweilige Segment in der entsprechenden (gesperrten) Richtung bis an die Grenze der Beweglichkeit (den pathologischen Stop) *sanft heranführen.* Erst jetzt kann man mit der Behandlung beginnen.

Praktische Durchführung

- Der Patient sollte in die gesperrte Richtung (vom pathologischen Stop weg) einen Druck ausüben (durch *isometrische Muskelanspannung in der Inspiration*). Der Therapeut hält diesen Druck mit einer gleich großen Kraft.
- Nach ca. 5–10 s wird der Patient aufgefordert, sich zu entspannen, d. h. die Muskelanspannung zu lösen (Exspiration). Dabei wird er in der gleichen Position (Behandlungsstellung) gehalten.
- Die jetzt *eintretende postisometrische Relaxationsphase* (nach ca. 15 s) kann zum sanften Aufdehnen des Gelenks durch den Therapeuten (durch Führung des Patienten) in Richtung auf den physiologischen Bewegungsausschlag benutzt werden. *Der dabei erzielte Weggewinn ist klein.*
- Diese Übung muß *mehrfach (2- bis 3mal)* wiederholt werden.

Behandlung des M. levator scapulae bei eingeschränkter HWS-Flexion und/oder Rotation:
Der Therapeut steht hinter dem sitzenden Patienten. Er fixiert mit dem flach angelegten Daumen die Spina scapulae auf der betroffenen Seite. Die andere, auf dem Kopf des Patienten liegende Hand dreht diesen in leichte Seitneigung zur Gegenseite, HWS-Flexion und gegenseitige Rotation. Der Patient spannt jetzt isometrisch den verkürzten Muskel an. In der Relaxationsphase verstärkt die auf dem Kopf liegende, führende Hand die Flexion und Rotation zur Gegenseite.

Behandlung der Mm. scaleni bei eingeschränkter HWS-Seitneigung:
Der Patient liegt in Rückenlage und neigt den Kopf zur betroffenen Seite. Die eine Hand des Therapeuten hält die obere HWS und den Kopf in der erreichten Seitneigung, die andere liegt auf der Klavikula und den beiden oberen Rippen. Die Anspannung erfolgt wieder in Inspiration, die Aufdehnung des Muskels in der postisometrischen Relaxationsphase in Exspiration (Abb. 35).

Behandlung des M. sternocleidomastoideus bei eingeschränkter Lateroflexion und Rotation der HWS:
Der Therapeut steht hinter dem sitzenden Patienten und fixiert mit dem Daumen die gleichseitige Klavikula. Mit der auf dem Kopf liegenden, anderen Hand des Therapeuten wird der Kopf zur Gegenseite und nach hinten geneigt, und zur betroffenen Seite hin rotiert. Nach Anspannung (in Inspiration) erfolgt in der postisometrischen Relaxationsphase (in Exspiration) eine Verstärkung der kontralateralen Seitneigung.

> Schwindel, einschießende Schmerzen resultieren aus einer Irritation der A. vertebralis bzw. des Halssympathikus und müssen zum Abbruch der Übung führen!

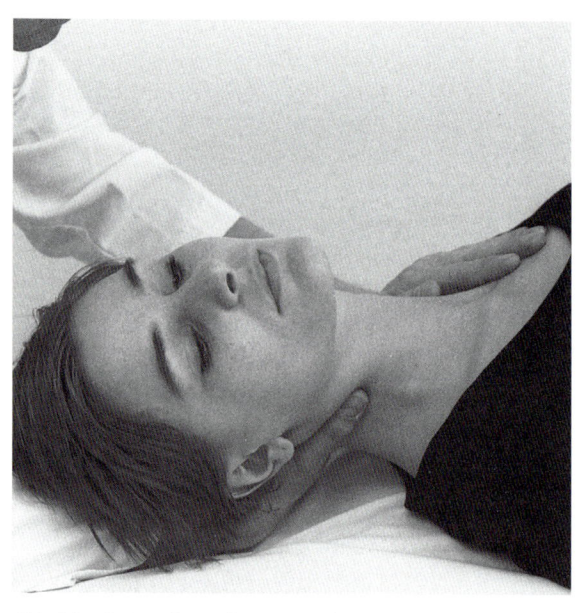

Abb. 35 Behandlung der Mm. scaleni mittels PIR bei eingeschränkter HWS-Seitneigung.

5.4 Atem- und Blickwendetechnik

Die *Atemtechnik* dient der *Fazilitation therapeutischer Maßnahmen* (Lewit 1992; Frisch 1995), um durch Ausnutzen der physiologischen Tonusänderungen der Muskulatur mit dem Atemrhythmus die Einzeltechniken der Mobilisation und Manipulation effizienter einzusetzen (s. dort). Der Muskeltonus nimmt in Inspiration zu und in Exspiration ab. Deshalb sollte der Manipulationsimpuls z. B. in maximaler Exspiration erfolgen, um so auf möglichst geringen muskulären Widerstand zu treffen. Andererseits soll die tiefe Inspiration sogar allein ausreichend sein können, um ein exakt eingestelltes Gelenk zu mobilisieren (nach Neumann 1989). An der HWS sollte unserer Ansicht nach die Atemtechnik supportiv mit anderen Maßnahmen, nicht jedoch allein eingesetzt werden (s. o.).

Die *Blickwendetechnik* dient ebenfalls der Fazilitation therapeutischer Maßnahmen (Sachse 1991), da besonders im Bereich der HWS durch die Verschaltung optischer, vestibulospinaler u. a. Afferenzen Veränderungen des jeweiligen sensorischen Inputs sofort zu muskulären Reaktionen (Bahnung der Kopf- und Rumpfbewegung in Blickrichtung) mit nachfolgender Beeinflussung der Gelenkfunktionen führt. Zudem beeinflußt die Blickrichtung auch die Atmung (Blick nach oben/unten – Bahnung der Einatmung/Ausatmung). *Maximale* Blickwendungen wirken jedoch hemmend. Die Blickwendetechnik ist bereits bei Mobilisations- und Manipulationsmaßnahmen – ebenso wie die Atemtechnik – mit erwähnt worden, um bahnend die jeweilige Technik zu unterstützen.

Speziell im Bereich der HWS gibt es jedoch einige eigenständige Anwendungen (s. u.).

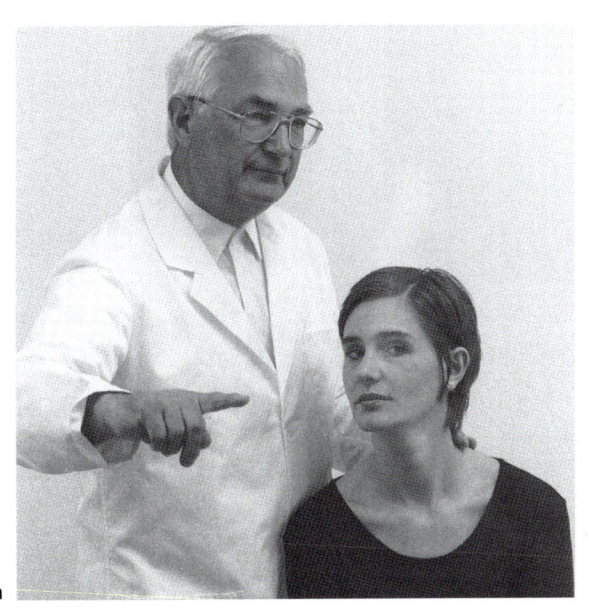

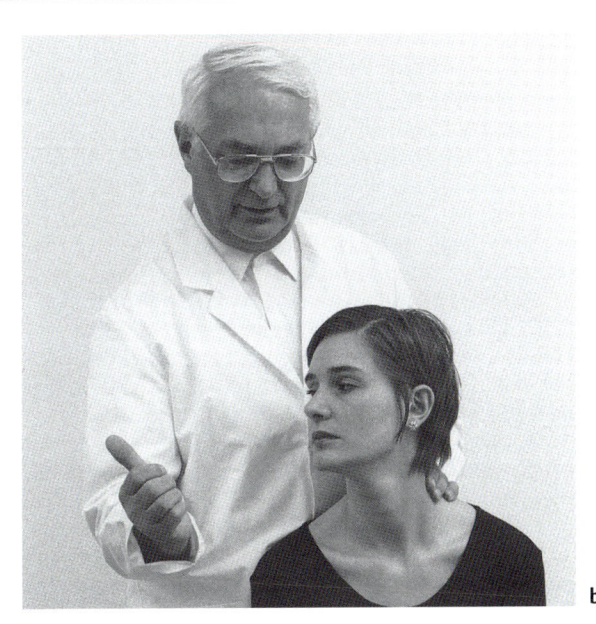

Abb. 36 Aktive Mobilisation der Rotation von C1/C2 mit Blickwendetechnik (**a, b**).

Praktische Durchführung

Kopfgelenkmobilisation (C0/C1/C2) bei eingeschränkter Flexion als Automobilisationstechnik:
Der Patient sitzt und rotiert den Kopf maximal aus (Verriegelung der unteren HWS). Zuerst erfolgt in tiefer Inspiration Blickwendung nach oben, dann in der Exspiration Blickwendung nach unten unter gleichzeitiger minimaler Nickbewegung.

Für die *aktive Mobilisation der Rotation C1/C2 (mit Blickwendetechnik)* eignet sich folgende Technik: Der Patient sitzt neben dem Therapeuten. Die Fixationshand umfaßt im Gabelgriff den Bogen von C2. Der Kopf wird bis zur beginnenden Spannung in die Rotation geführt. Die Mobilisation erfolgt nach Blick in die Gegenrichtung. Die Kraft wird durch Blickwendung in die gestörte Rotationsrichtung zustande gebracht (Abb. 36).

5.5 Manipulationsbehandlungen

Die Manipulationen sind die eigentliche Domäne der Manualtherapie. Sie sind ein ärztlicher, nicht delegierbarer Eingriff. Da die Manipulationstechniken im Schriftgut breiten Raum einnehmen (z. B. Frisch 1995; Eder und Tilscher 1995; Schneider et al. 1988), sollen an dieser Stelle unserer Ansicht nach einige bewährte Griffe dargestellt werden. Diese decken jedoch nicht das in den Einzelschulen der DGMM gelehrte Gesamtrepertoire ab, zumal zwischen den Schulen außerdem noch Unterschiede in bezug auf die vermittelten Griffe bestehen.

Es ist das Ziel der Manipulationen, mit einem Handgriff (Low-amplitude-high-velocity-Technik) eine hypomobile Funktionsstörung zu beheben, um so das Joint play wiederherzustellen (Abb. 37).

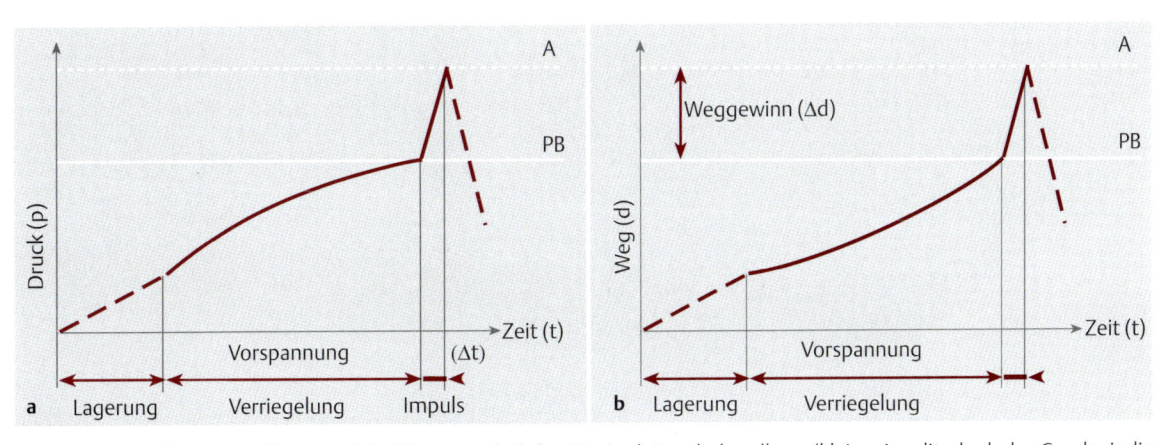

Abb. 37 **a** Druck-Zeit- und **b** Weg-Zeit-Diagramm bei der Manipulationsbehandlung (kleine Amplitude, hohe Geschwindigkeit!).

Praktische Durchführung

Zur Behebung einer *hypomobilen Funktionsstörung im Segment C0/C1* bietet sich die Manipulation (in Traktion) an: Bei Einsatz der Atemtechnik erfolgt eine Traktion des Okziputs nach kranial in leichter Inklination (Abb. **38**). Bei gleicher Indikation kann die Manipulation auch im Liegen erfolgen. Der Kopf wird dabei über das Okziput nach kranial gezogen (Abb. **39**).

Zur Manipulation der eingeschränkten *Anteflexion C0/C1* sollte der Patient auf dem Rücken liegen. Die eine Therapeutenhand fixiert C1, die andere zieht das Okziput kranialwärts. Die Schulter des Therapeuten liegt ventral an der Stirn des Patienten (Abb. **40**).

Als *Seitneigemanipulation C0/C1* eignet sich die folgende Technik: Der Patient liegt auf dem Rücken, und sein Kopf liegt auf dem Unterarm des Therapeuten. Der Patientenkopf wird vom Therapeuten wegrotiert, die andere Therapeutenhand nimmt Kontakt am Mastoid auf und führt den Patientenkopf in leichte Seitneige. Der Impuls wird in Richtung auf das gegenüberliegende Ohrläppchen geführt (Abb. **41**). In gleicher Weise kann dieser *Griff auch im Sitzen* ausgeführt werden.

Für die *Manipulation der Segmente C1/C2 (Hypomobiliät im unteren Kopfgelenk)* eignet sich folgender im Sitzen anzuwendender Griff: Die kranialwärts gelegene Hand des Therapeuten liegt unterhalb vom Okziput am Wirbelbogen C1. Es wird bis an die Bewegungsgrenze in Manipulationsrichtung geführt. Mit der unteren Hand wird im Gabelgriff der Axis umfaßt (Abb. **42**). Der Impuls erfolgt als Traktion mit Kontaktaufnahme am Atlas.

Eine *hypomobile Funktionsstörung in C3/C7 (untere HWS) bei gestörter Rotation und/oder Seitneige (Divergenzstörung)* kann im Sitzen oder im Liegen behandelt werden:

Im Sitzen wird die HWS von hinten umgriffen, der Impulsfinger liegt auf dem Gelenkfortsatz über dem zu behandelnden Wirbel. Es erfolgt eine Seitneigung vom

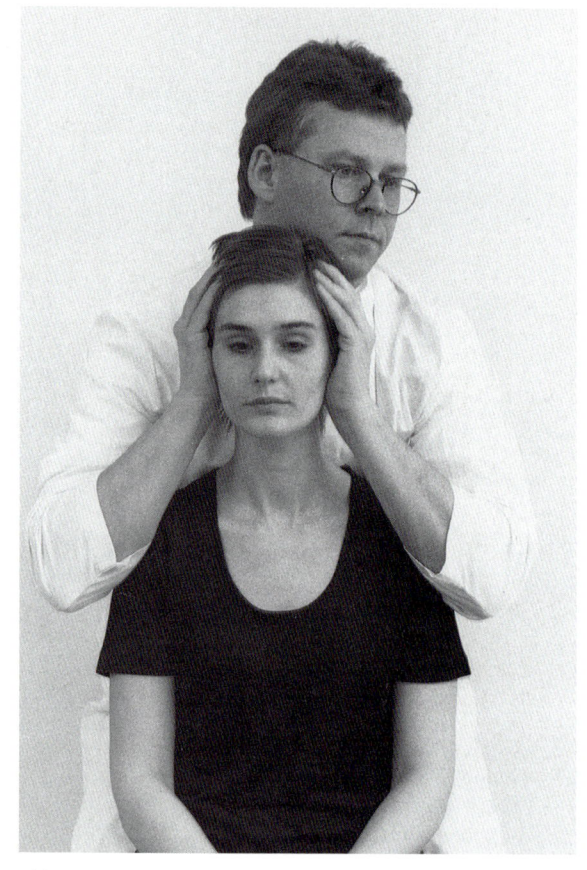

Abb. **38** Traktionsmanipulation (mit Atemtechnik) zur Behebung einer hypomobilen Funktionsstörung im Segment C0/C1 im Sitzen.

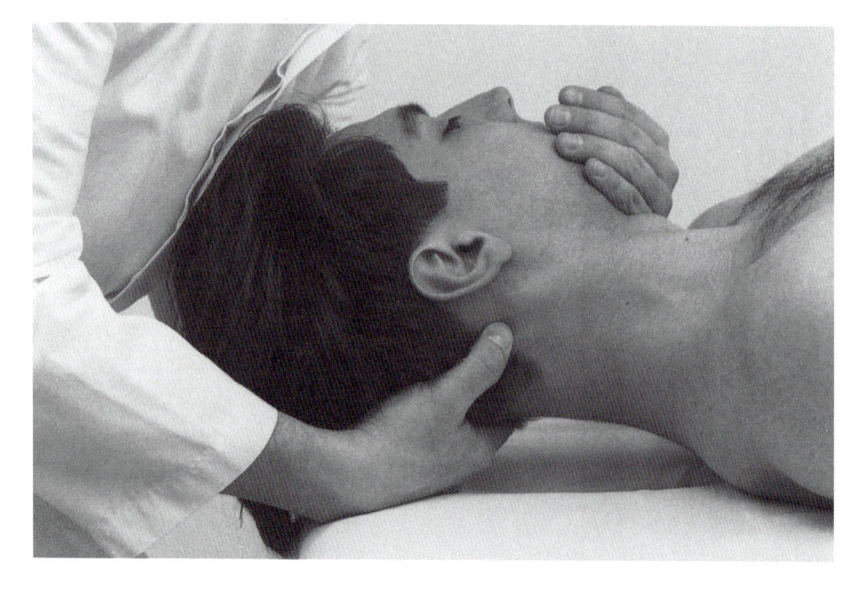

Abb. **39** Traktionsmanipulation zur Behebung einer hypomobilen Funktionsstörung von C0/C1 im Liegen.

Manipulationsbehandlungen **45**

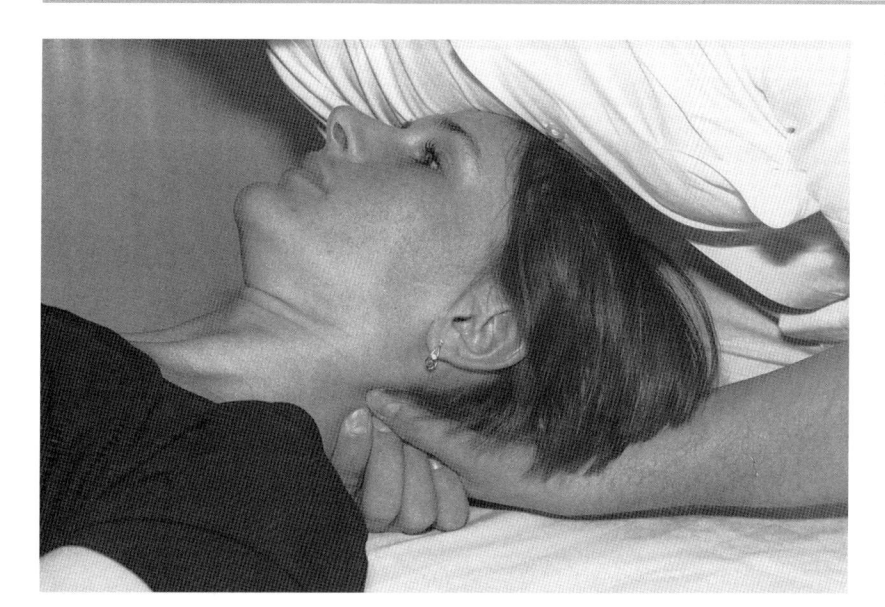

Abb. **40** Manipulation der eingeschränkten Anteflexion in C0/C1 im Liegen.

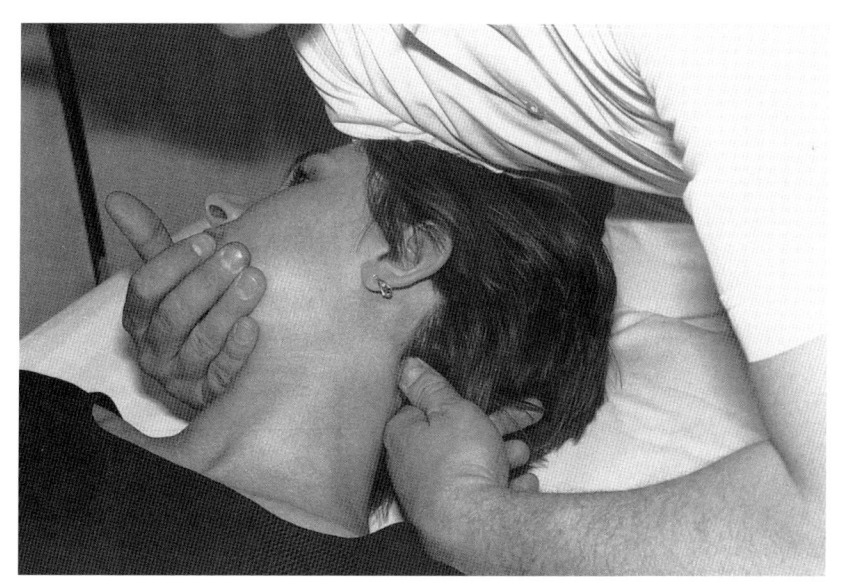

Abb. **41** Seitneigemanipulation für die hypomobile Funktionsstörung C0/C1.

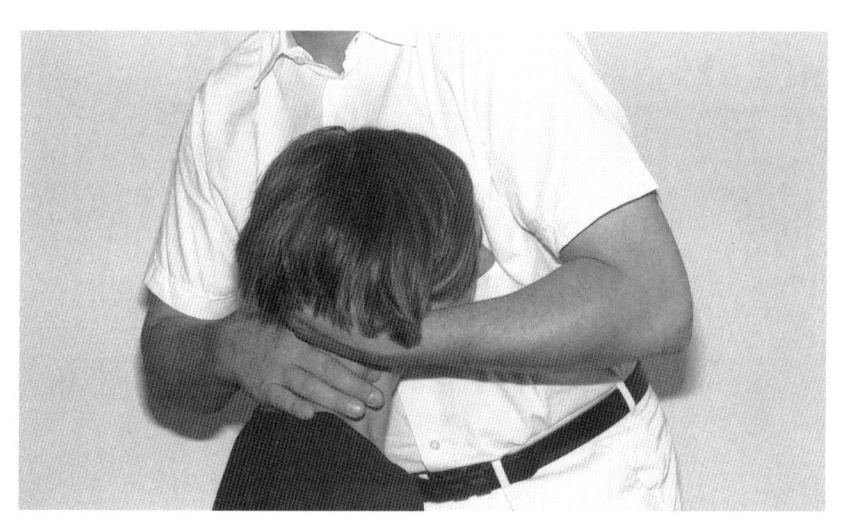

Abb. **42** Manipulation für die hypomobile Funktionsstörung im unteren Kopfgelenk (C1/C2) im Sitzen.

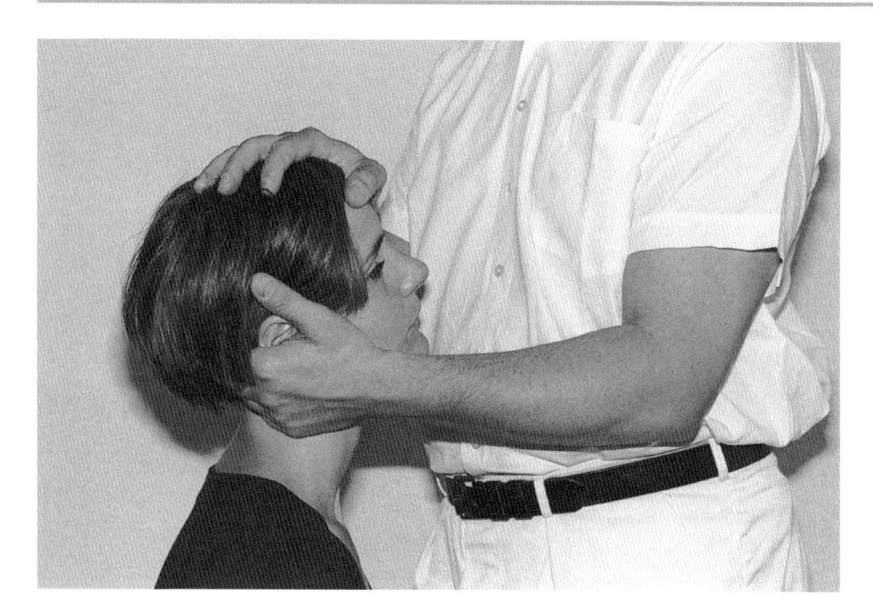

Abb. **43** Manipulation bei gestörter Divergenz im Bereich der unteren HWS im Sitzen (Meistertechnik).

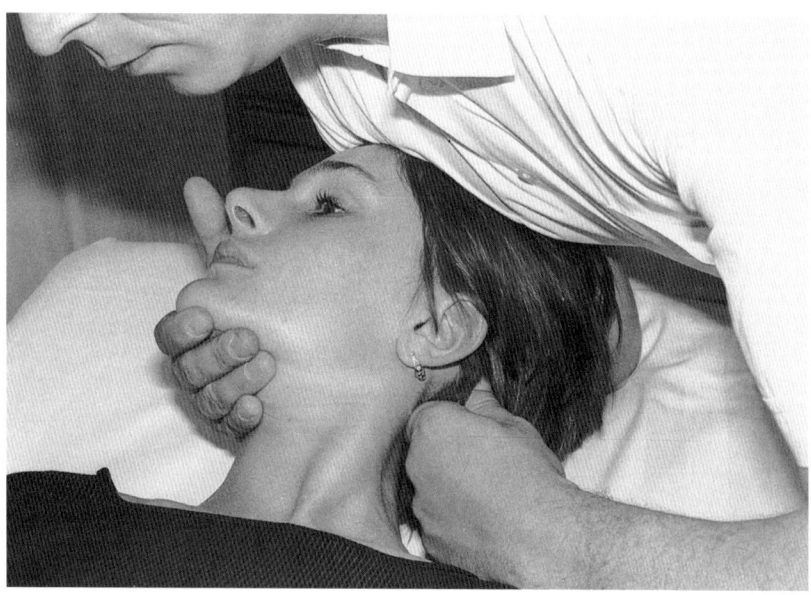

Abb. **44** Manipulation bei gestörter Divergenz im Bereich der unteren HWS im Liegen.

Therapeuten weg, dann eine Verriegelung durch gegensinnige Rotation. Impuls auf die Nasenwurzel des Patienten (Meistertechnik) (Abb. **43**). Im Liegen umfaßt der Therapeut den Kopf des Patienten und neigt ihn von sich weg bis zu dem zu behandelnden Segment, dann erfolgt eine Verriegelung von kranial her durch gegensinnige Rotation. Der Manipulationsimpuls erfolgt mit der Radialseite des Zeigefingers auf dem Mastoid in Rotations- und Seitneigesinn (Abb. **44**).

Im Liegen kann auch durch Lateralverschiebung eine Hypomobilität der unteren HWS gelöst werden: Der untere Wirbel wird am Dornfortsatz einer Seite gehalten. Der obere Partnerwirbel wird am Gelenk- und Dornfortsatz dagegen verschoben (Abb. **45**).

Die *Manipulation des ZTÜ* erfolgt am zweckmäßigsten durch einen symmetrischen Traktionsimpuls: Der Patient verschränkt seine Hände im Nacken und der Therapeut untergreift diese, um Kontakt mit dem oberen Dornfortsatz aufzunehmen. Der Impuls erfolgt ohne Anteflexion nach kranial (Mitnehmertechnik) (Abb. **46**).

Manipulationsbehandlungen **47**

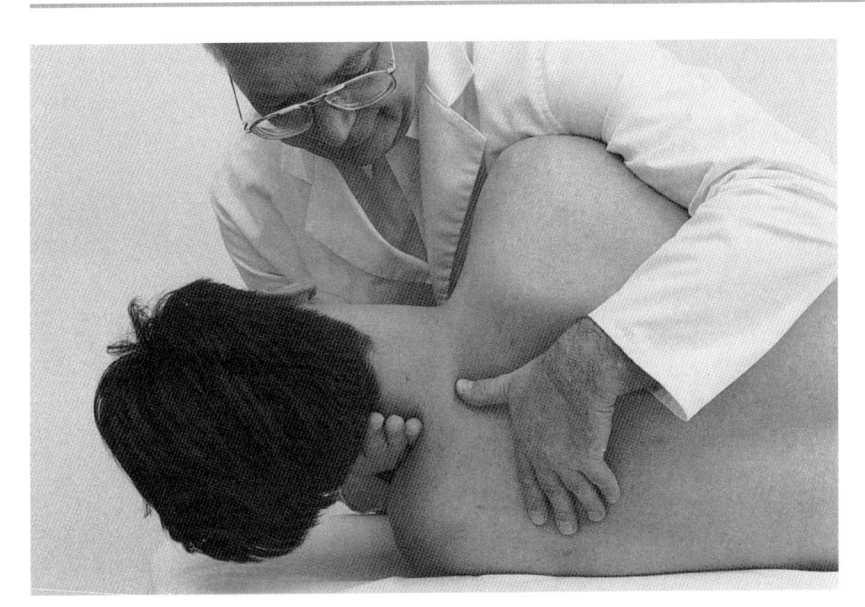

Abb. **45** Mobilisation durch Lateralverschiebung der unteren HWS im Liegen.

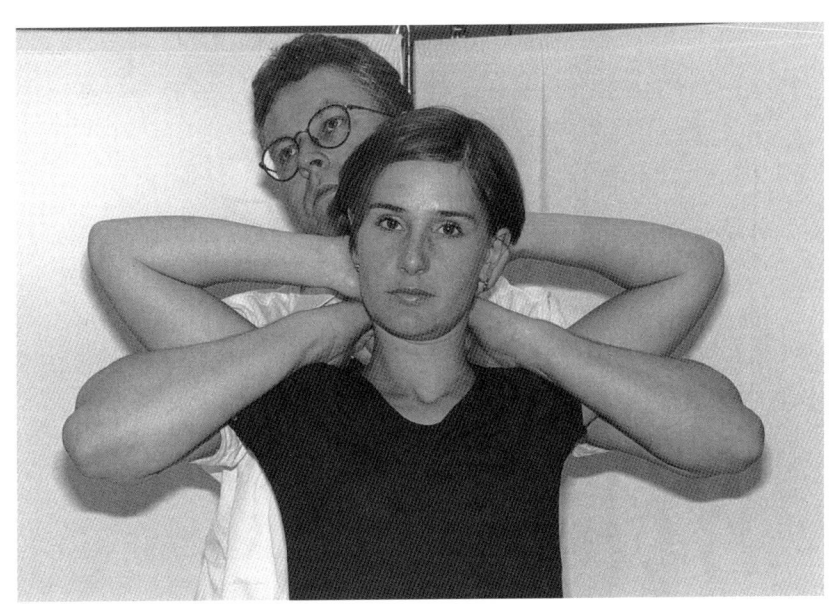

Abb. **46** Manipulation des ZTÜ (Doppelnelson).

6 Atlastherapie (nach Arlen)

Die Atlastherapie nach Arlen ist eine nichtmanipulative Behandlungsweise, die auf eine globale Tonusänderung der quergestreiften Muskulatur abzielt (Lohse-Busch u. Kraemer 1994). Atlastherapie wirkt unspezifisch und ist damit nicht zum gezielten Lösen hypomobiler Gelenkdysfunktionen geeignet. Indem sie jedoch einen pathologisch erhöhten Muskeltonus senkt, schafft sie günstige Voraussetzungen für das Wirken anderer Therapiemethoden. Der Einstieg in die Atlastherapie wird möglich, wenn man die Zusatzbezeichnung „Chirotherapie" erworben hat und danach in speziellen Kursen fortgebildet wurde (zu erfragen über die Ärztegesellschaft für Atlastherapie und Manuelle Kinderbehandlung, Bad Krozingen).

Das ursprünglich von Arlen entwickelte Therapiekonzept fußt auf der embryologischen Tatsache, daß den bindegewebigen und muskulären Strukturen der beiden ersten subokzipitalen Segmente (dem „Nackenrezeptorfeld") eine zentrale Bedeutung zukommt. Diese Metamere C1 und C2 werden als Bestandteil segmentaler Regelkreise verstanden, die über die mechanische Stimulation der Nackenmuskulatur beeinflußt werden können. Auch wenn aus heutiger Sicht eine strenge segmentale Zuordnung von Dermatom, Myotom, Sklerotom und Neurotom unzulässig ist, ermöglicht das „Metamerprinzip" als Denkmodell eine funktionelle Betrachtungsweise (Lohse-Busch u. Kraemer 1994). Dazu zählt u. a. das Beachten neuroanatomischer Besonderheiten des Nackenrezeptorfeldes. Dort befinden sich die tonisch arbeitenden kurzen, tiefen Nackenmuskeln. Sie weisen einen besonders dichten Besatz mit Muskelspindeln auf, der etwa 100mal dichter als in der peripheren Skelettmuskulatur ist. Gleichzeitig ist die konvergente Hemmung um den Faktor 10 herabgesetzt. Zudem sind sie mit ß-Motoneuronen versorgt, die nicht durch eine Gammaschleife gehemmt werden und über ubiquitäre Efferenzen verfügen sollen. Somit ist das Nackenrezeptorfeld nicht nur Empfänger efferenter Informationen, sondern auch Aussender in die Muskelperipherie. Den kurzen, tiefen Nackenmuskeln wird eine modulierende Funktion für die Tonussteuerung der gesamten quergestreiften Muskulatur zugeschrieben (Lohse-Busch 1989).

Die einzusetzende Therapie orientiert sich wesentlich am Palpationsbefund der Metamere, insbesondere an der Kiblerfalte und an Myogelosen. Durch statokinetische Tests kann der Einfluß auf die globale Tonussteuerung abgeschätzt werden.

Die Atlastherapie ist bei allen Bewegungsstörungen indiziert, die mit lokalen (Myogelosen) oder generalisierten (Spastik) Muskeltonuserhöhungen einhergehen. Es gibt nur wenige (absolute) Kontraindikationen, wie z. B. die Arnold-Chiari-Malformation.

Die Behandlung geschieht durch kurze Serien perkutierender Impulse, die mit der Kuppe des Mittelfingerendgliedes auf den Atlasquerfortsatz gegeben werden. Dabei wird eine im Einzelfall angemessen zu dosierende Kraft von 2–5 kp aufgebracht. Die Impulsdauer beträgt weniger als 12 ms. Die technisch einwandfrei durchgeführte Behandlung ist schmerzlos, es baut sich keine Abwehrspannung in dem Weichteilmantel über dem Atlasquerfortsatz auf. Segmentale Manipulationen sollten jedoch grundsätzlich vor der Atlastherapie erfolgen, da wegen der erzielten Tonusabsenkung Schutzblockierungen aufgehoben oder nicht mehr erkennbar sein können. Die Behandlungsrichtung wird nach röntgenologischen Kriterien anhand der Position des Atlas zu den Okziputkondylen festgelegt. Der Impuls erfolgt in Richtung auf die virtuelle Neutralstellung des Atlas. Bei Nichteinhalten dieser Regel ist kein voller therapeutischer Effekt möglich. Bei Behandlung von der falschen Seite kann es zu – reversiblen – vegetativen Entgleisungen kommen. Eine Stellungsänderung des Atlas ist nicht beabsichtigt und kann durch die Therapie auch nicht bewirkt werden.

7 Manualtherapie im Kindesalter

Im Unterschied zur Erwachsenentherapie hat die manuelle Kinderbehandlung der HWS durch ihre enge Verknüpfung mit der Neuropädiatrie konzeptionell andere Ansatzpunkte. Sie zielt in erster Linie darauf ab, langfristig die sensomotorische Entwicklung des Kindes zu beeinflussen (Coenen 1996b). Während die Manualtherapie beim Erwachsenen Funktionsstörungen eines voll entwickelten Bewegungssystems beseitigen soll, greift sie beim Kleinkind (0–4 Jahre) in die Entwicklung eines noch unreifen Systems ein und verändert dessen Steuerung. Neuroanatomisch ist hierbei die obere Halswirbelsäule von überragender Bedeutung, denn in der Embryonalentwicklung entstehen aus den kranialen fünf Somiten nicht nur die wichtigen zerebrospinalen motorischen Schaltzentren, sondern auch Strukturen des Herzens, des Gastrointestinaltraktes und des Urogenitalsystems (Christ 1977, 1988).

> Manipulative Eingriffe bei Kindern unter sechs Jahren sind – wegen der besonderen Komplikationsmöglichkeiten und der hohen Verantwortung – deshalb nur von ausgewiesenen Spezialisten durchzuführen, die lange Erfahrung in der Manualtherapie haben und einer speziellen Fortbildung bedürfen (Coenen 1996a).

Dennoch ist es im klinischen Alltag sehr hilfreich, die Grundlagen der manuellen Kinderbehandlung zu kennen. Auf Einzelheiten der Techniken wird an dieser Stelle nicht eingegangen, sondern auf die Literatur verwiesen (z. B. Graf-Baumann u. Lohse-Busch 1996).

Die manualdiagnostische Untersuchung kleiner Kinder soll folgende Fragen klären:
- Liegt eine Haltungs- oder Bewegungsstörung vor?
- Ist eine vorhandene Störung Ausdruck einer motorischen Fehlentwicklung?
- Ist die Fehlentwicklung Folge einer zerebralen Schädigung, besteht eine Störung auf der spinalen Reflexebene?
- Liegt ein peripheres Bewegungshindernis in Form einer hypomobilen Funktionsstörung vor?

Entscheidend ist die Differenzierung zwischen einer motorischen Fehlentwicklung aufgrund einer *frühkindlichen Schädigung des ZNS* und einer *hypomobilen Funktionsstörung*.

Die manualmedizinische Untersuchung von Kindern *im ersten Lebensjahr* ist im wesentlichen eine *entwicklungsneurologische* Untersuchung. Dabei werden mit kindgemäßen Spezialtechniken die *Funktion der Kopfgelenke, der Iliosakralgelenke und die segmentalen Bewegungsfunktionen der Wirbelsäule untersucht*. Anschließend werden die motorischen Leistungen des Kindes in wesentlichen Punkten geprüft, um auf diese Weise das kalendarische Alter des Kindes seinem Entwicklungsalter zuzuordnen. Gute Orientierung bieten dabei die kinesiologische Untersuchung nach Vojta, die Verwendung der Denver-Skalen sowie des Entwicklungsgitters nach Kiphard (vgl. dazu Flehmig 1983). Ein dabei festgestellter Entwicklungsrückstand erfordert weitere neuropädiatrische Abklärung.

> Wichtige Ziele der kindlichen sensomotorischen Entwicklung im ersten Lebensjahr sind das Aufrichten des Kopfes gegen die Schwerkraft, das koordinierte Bewegen des Kopfes im Raum und der altersentsprechende Einsatz der Hand.

Das physiologisch unreife Neugeborene verfügt in den ersten drei Lebensmonaten über eine von primitiven Massenbewegungen gekennzeichnete Reflexmotorik mit Beugemustern der Extremitäten. Im II. Trimenon erfolgt die motorische Orientierung zur Körpermitte. Im III. Trimenon beginnt mit der Rumpfrotation die Lokomotion, im IV. Trimenon das Aufrichten zum Stand, woran sich der Beginn des Laufens anschließt. Das Kopfheben aus Rückenlage sollte ab Ende des 5. Lebensmonats möglich sein. Eine infantile Zerebralparese kann dem entgegenstehen.

Liegt eine – z. B. geburtstraumatische – Hypomobilität der Kopfgelenke vor, wird der Erwerb der Kopfkontrolle dadurch verzögert und erschwert. Es resultieren typische Fehlhaltungen und asymmetrische Bewegungsmuster. Unbehandelt führen diese zu habituellen Bewegungsstörungen und daraus resultierenden Formstörungen der Wirbelsäule. Biedermann (1993) hat dafür den Begriff der *„kopfgelenksinduzierten Symmetriestörung" (KISS-Syndrom)* eingeführt. Vor einer manualtherapeutischen Behandlung sollte – soweit im Kleinkindalter zuverlässig möglich – geklärt werden, *ob die Störung der Kopfkontrolle auf eine infantile Zerebralparese oder eine Kopfgelenkhypomobilität zurückzuführen ist*. Übergänge zwischen diesen Krankheitsbildern sind möglich.

Komplexe sensomotorische Leistungen zeigt das Kind in regelhafter Abfolge im zweiten bis fünften Lebensjahr, im sechsten Lebensjahr sind diese zur Schulfähigkeit ausdifferenziert.

Die Markreifung des ZNS endet im vierten Lebensjahr. Zerebrospinale Schäden, die sich in Bewegungsstörungen äußern, sind dann kaum noch zu beheben. Die Manualtherapie fördert deshalb die einzelnen (peripheren) Funktionsabläufe, wird in ihrer Wirksamkeit jedoch durch den hirnorganischen Schaden begrenzt.

Folgende Therapieformen werden angewandt:
- Durch klassische *Manipulationen* können reversible hypomobile Funktionsstörungen der Wirbelsäule beseitigt werden.

- Die pathologische Tonussteigerung der Muskulatur kann durch *neuromuskuläre Techniken* gesenkt werden.
- Diesen detonisierenden Effekt bewirkt besonders die *Atlastherapie nach Arlen*, die vor allem bei zerebralparetisch bedingten Bewegungsstörungen angewandt werden sollte (Lohse-Busch et al. 1996).

Begleitend werden physiotherapeutische Verfahren eingesetzt, wobei sowohl die neurophysiologisch orientierten Verfahren (z. B. nach Vojta) zur Verfügung stehen, wie auch neuromuskuläre Techniken (vgl. II/5.3).

Bewegungsstörungen in Kombination mit Verhaltensstörungen und psychischen Auffälligkeiten finden sich auch bei Kindern, die keine anatomisch faßbare zerebrospinale Schädigung aufweisen. *Es handelt sich dabei um Kinder mit einer sensomotorischen Integrationsstörung* (Coenen 1996b). Sie sind nicht in der Lage, ihre Wahrnehmungen vom Raum und die Bewegungsmuster mit ihrer schon bestehenden Körpererfahrung so zu verbinden, daß daraus spontan situationsgerechte motorische Verhaltensmuster entstehen. Bei der Behandlung solcher Kinder müssen Techniken der manuellen Medizin mit psychomotorischen Techniken verknüpft werden. Zunächst soll dadurch die Verhaltenshemmung beseitigt werden, die aus dem gestörten Selbstwertgefühl der Kinder resultiert. Über die Förderung der Propriorezeption und mit neuromuskulären Techniken können die muskulär-koordinativen Funktionen verbessert werden. Manipulative Techniken werden unterstützend eingesetzt.

8 Therapeutische Lokalanästhesie

8.1 Indikationen zur therapeutischen Lokalanästhesie (TLA)

Die *TLA ist eine Form der Neuraltherapie.* Bereits S. Freud beschrieb ihren Einsatz im Selbstversuch (nach Tilscher u. Eder 1991). Als grundlegendes Prinzip gilt, daß die schmerzauslösende Struktur (bzw. muskuläre Schmerzzone) infiltriert und die Projektionszone gequaddelt werden sollten.

Die Anwendung der TLA orientiert sich am Ort und der Art des Auftretens von Schmerzen (Projektionsschmerz, pseudoradikulärer Schmerz) und ist deshalb bei folgenden vertebragenen HNO-Erkrankungen *typischerweise* angezeigt:
– Zustand nach Beschleunigungsverletzung der HWS (mit Tinnitus/Schwindel),
– vertebragener Schwindel,
– Myogelosen im Kopf-Hals-Bereich,
– Globusgefühl bzw. Schluckschmerzen unklarer Ursache,
– unklarer Gesichtsschmerz (z. B. Kiefergelenksmyarthropathie),
– Dysphonie unklarer Ursache (Infiltration des N. laryngeus sup.),
– Okzipitalneuralgie bzw. Migräne,
– „Kopfschmerzen".

Zusätzlich kann die TLA als unterstützende Behandlung (ex juvantibus) zur Durchbrechung des schmerzreflektorischen Geschehens bei akuten segmentalen Störungen eingesetzt werden. Das eingesetzte Lokalanästhetikum (z. B. 0,5% Xylocain) darf keine vasokonstringierenden Zusätze enthalten.

Man unterscheidet folgende Formen der TLA:
– Quaddelung betroffener kutaner bzw. intrakutaner Areale,
– Injektionen in Muskeln,
– Infiltration von Nervenaustrittspunkten peripherer Nerven.

Praktische Durchführung

- Nach Aufsuchen der Irritationspunkte bzw. -zonen (s. o.) wird der Patient zusätzlich aufgefordert, seinen Schmerzpunkt zu zeigen. Injiziert wird rechtwinklig zur Haut.

Kopfregion:

- Im Falle der *Therapie über die Muskeln* (z. B. beim vertebragenen Kopfschmerz bzw. der Okzipitalisneuralgie) werden jeweils 0,5 ml des Lokalanästhetikums (LA) an den Insertionsstellen der kurzen Nackenmuskeln infiltriert (Abb. **47**).
- Die Infiltration der tiefen subokzipitalen Muskeln (Zervikalmigräne), der Triggerpunkte der Mm. temporalis (Kiefergelenkmyarthropathie), masseter (untypischer Gesichtsschmerz), sternocleidomastoideus und pterygoideus lateralis lassen sich jeweils mit ca. 1 ml LA pro Triggerpunkt bewerkstelligen (Abb. **48**).
- Bei der *Therapie über die Gelenke* (im HNO-Gebiet zusätzlich zur HWS: Kiefergelenk) werden rechtwinklig zum Gelenk periartikulär ca. 1 ml LA infiltriert (Abb. **49**).
- Bei der *Therapie über die peripheren Nervenaustrittspunkte* (N. trigeminus) werden jeweils 0,5 ml an den N. supra- et infraorbitalis bzw. am N. occipitalis major infiltriert.

Nackenregion:

- Bei der *Therapie über die Haut* (Nacken-/Hinterhauptschmerzen) sollten spinnenförmig je 2 ml LA infiltriert werden (Abb. **50**).
- Bei der *Therapie über die Muskeln* lassen sich mit jeweils 0,5 bzw. 1 ml LA paravertebrale Triggerpunkte bzw. gezielt der M. levator scapulae infiltrieren.
- Bei der *Therapie über die Gelenke* können die zervikalen Wirbelbogengelenke (Funktionsstörungen der HWS) unter Knochenkontakt mit jeweils 0,5 ml pro Gelenk bzw. bei der interspinösen, ligamentären Infiltration (Instabilität und Bänderschmerz, Zustand nach Beschleunigungsverletzung) mit jeweils 1 ml LA infiltriert werden (Abb. **49**).

Grundsätze der TLA-Behandlung:
So wenig wie möglich injizieren, die Nadel so dünn wie möglich (z. B. 0,40 x 20)! Gewebskompression verkürzt den Injektionsweg! Cave: Novocain-Allergie!

52 8 Therapeutische Lokalanästhesie

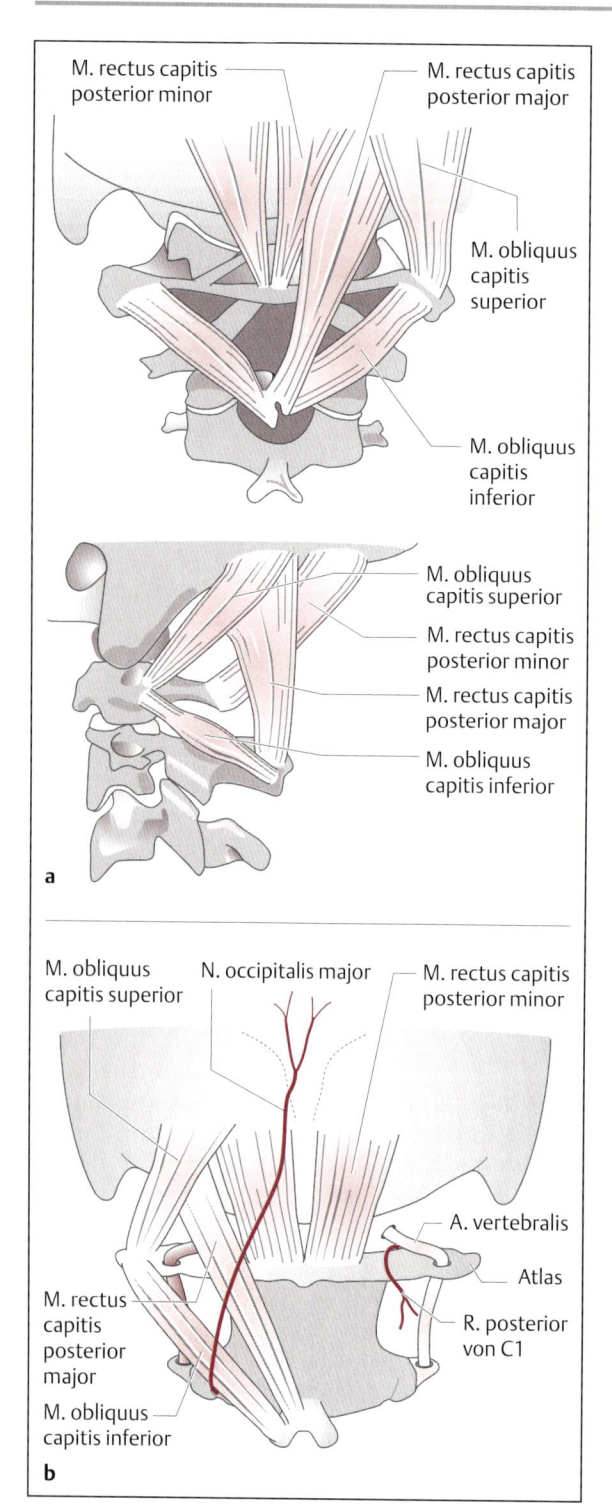

Abb. 47 Darstellung der tiefen Nackenmuskulatur (**a**) sowie die engen topografischen Beziehungen zur A. vertebralis (cave: intravasale Injektion!) (**b**). (nach Foreman u. Croft). Typische Injektionsorte zur Infiltration der tiefen Nackenmuskulatur (**c, d**).

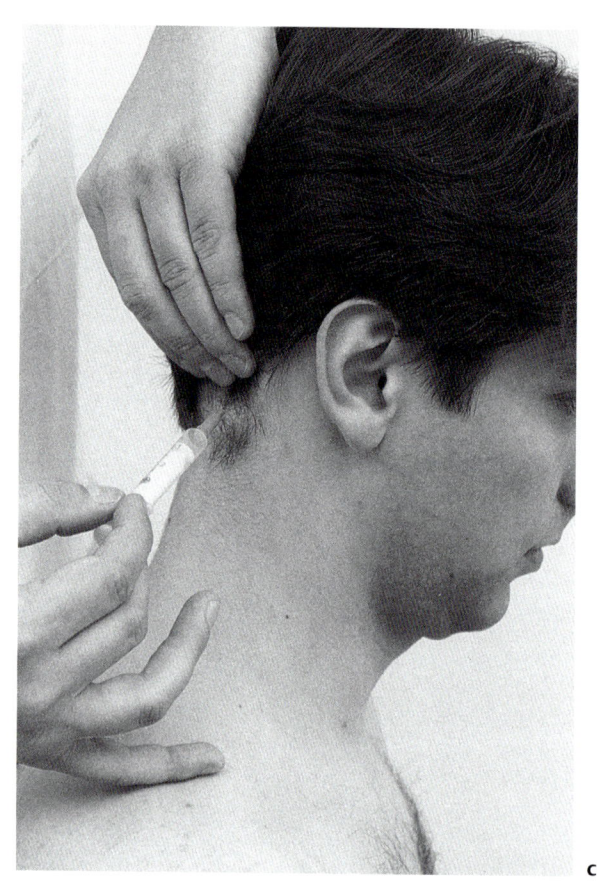

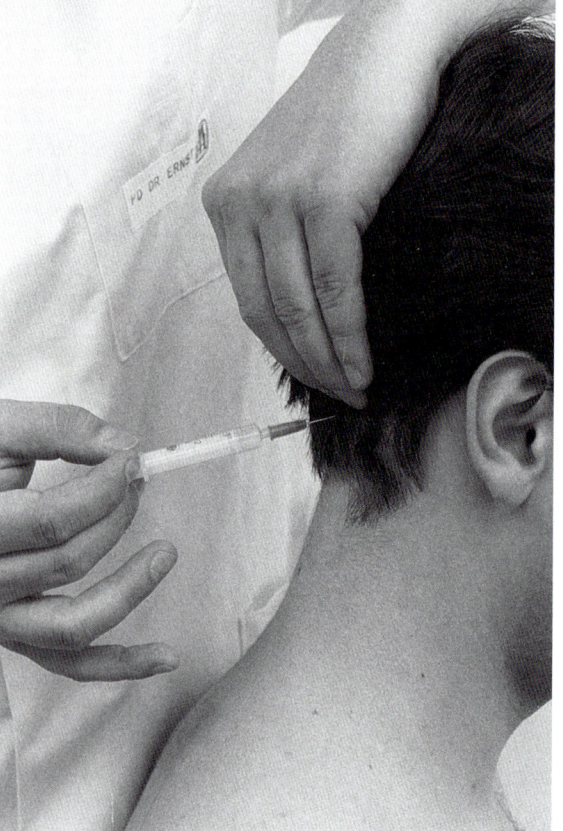

Therapeutische Lokalanästhesie **53**

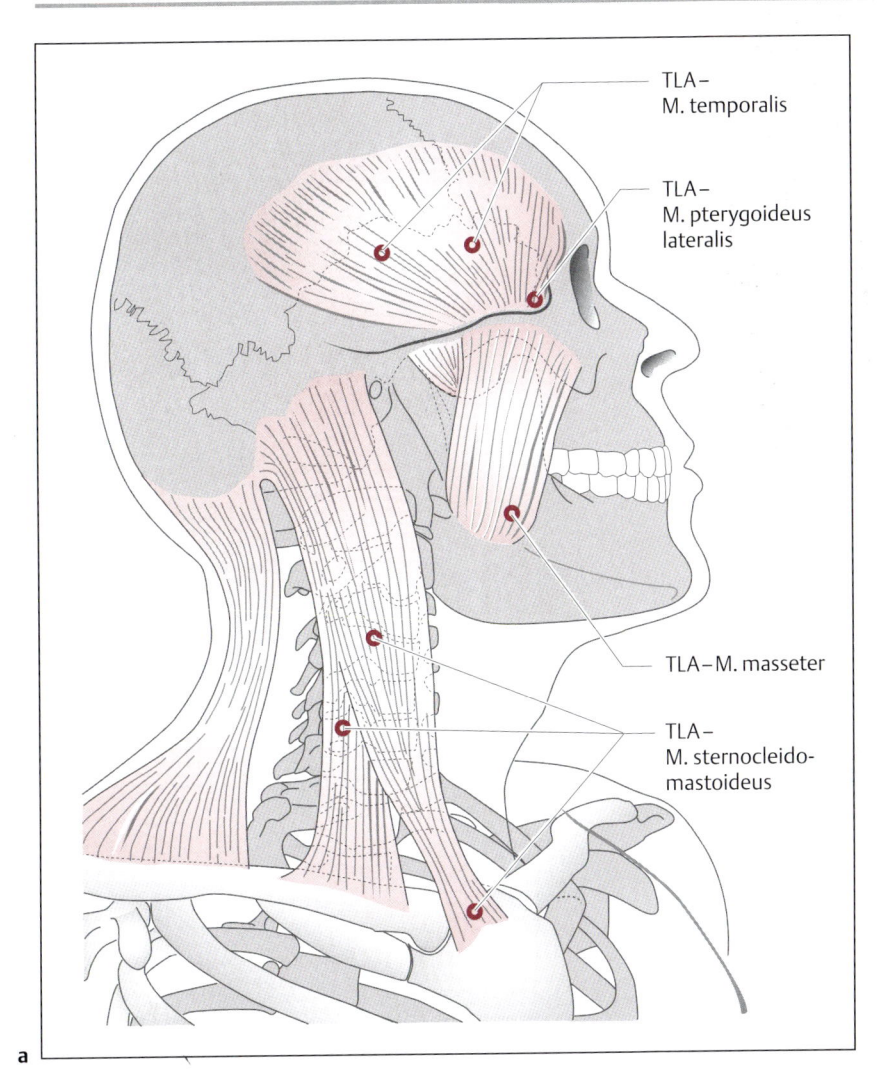

Abb. **48** Typische Injektionsorte zur Therapie über die Muskulatur des Kopf-Hals-Gebietes (**a–f**) (nach Eder u. Tilscher).

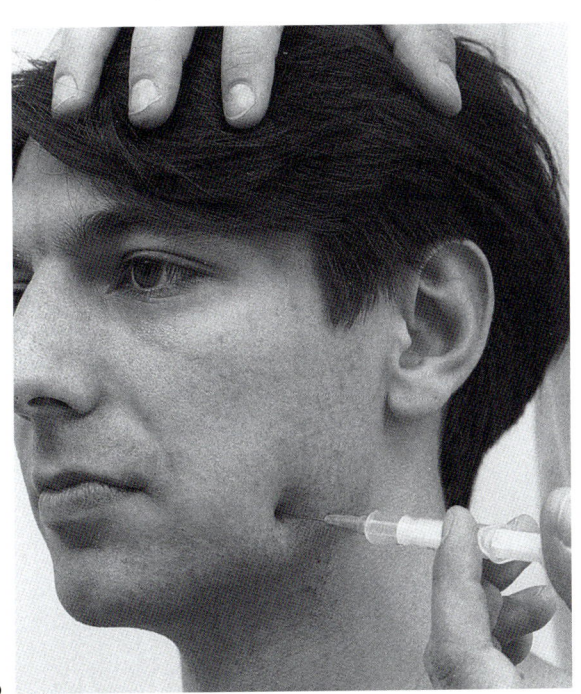

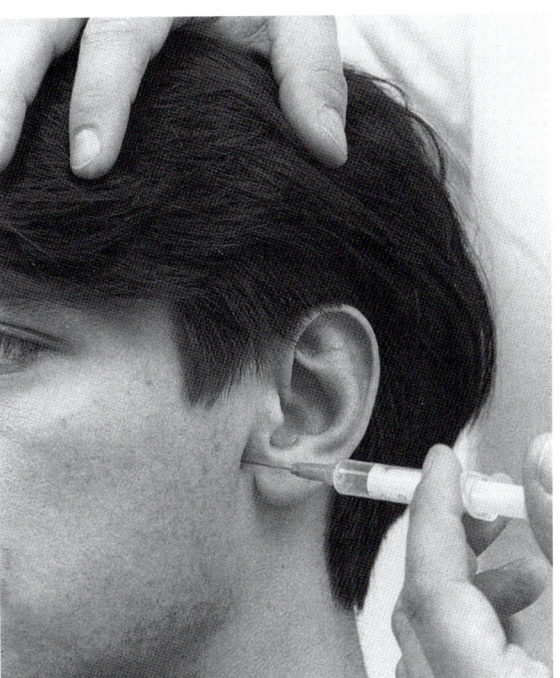

- TLA – M. temporalis
- TLA – M. pterygoideus lateralis
- TLA – M. masseter
- TLA – M. sternocleidomastoideus

Abb. **48 d–f** ▷

54 8 Therapeutische Lokalanästhesie

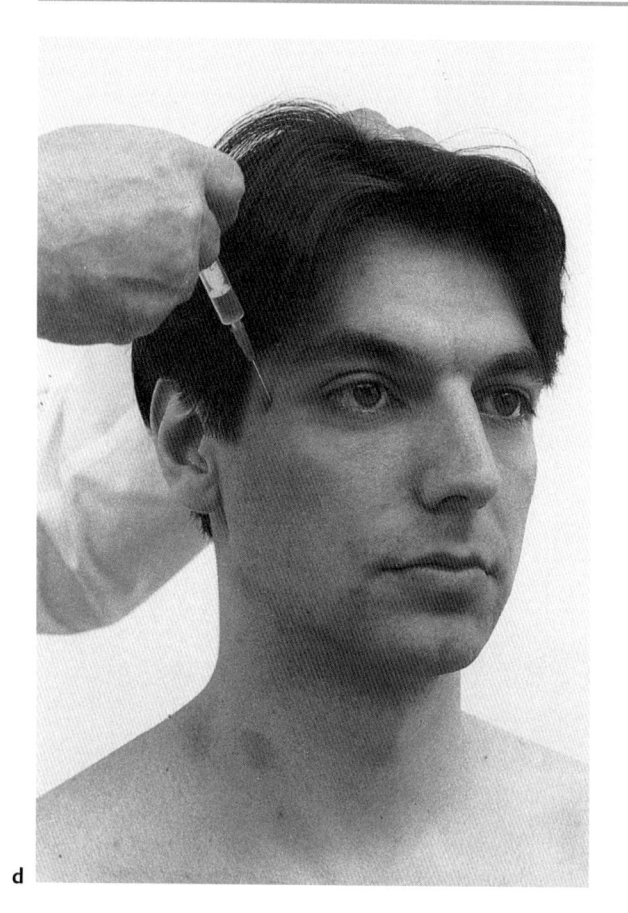

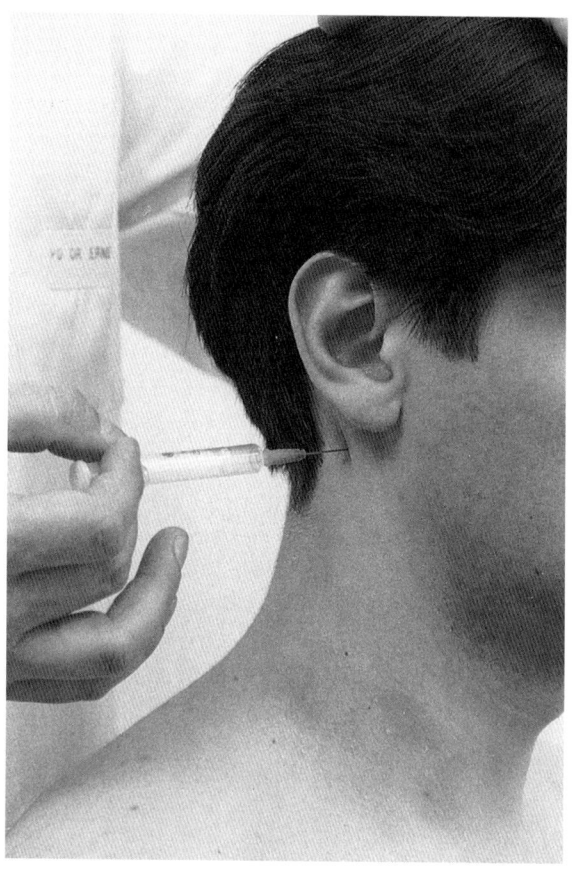

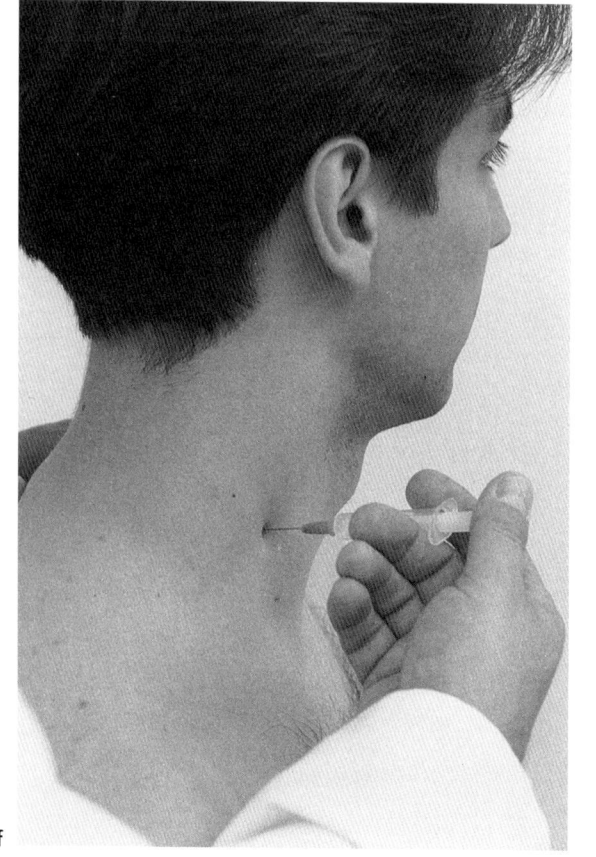

Abb. **48 d–f**

Therapeutische Lokalanästhesie **55**

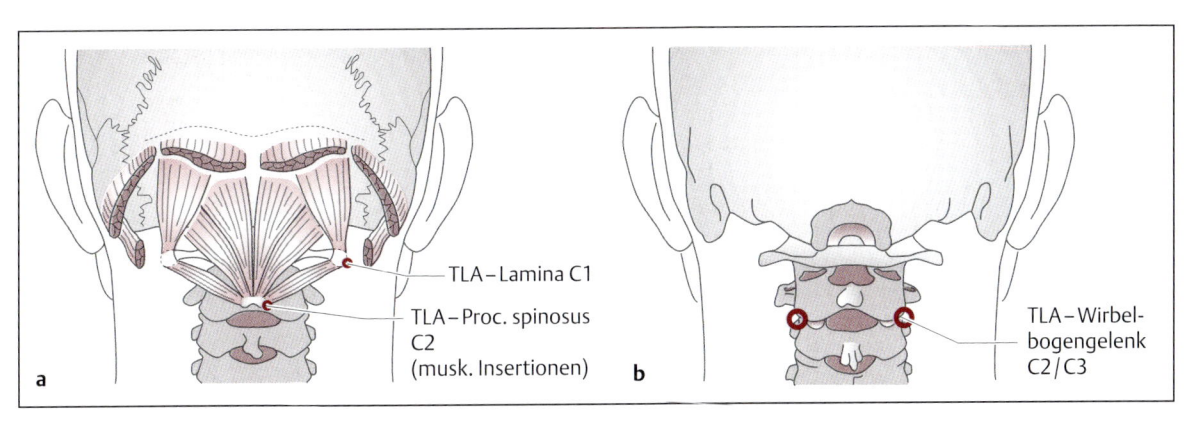

Abb. 49 Typische Injektionsorte zur Therapie über die Gelenke (Facetteninfiltration) (**a, b**) (nach Eder u. Tilscher).

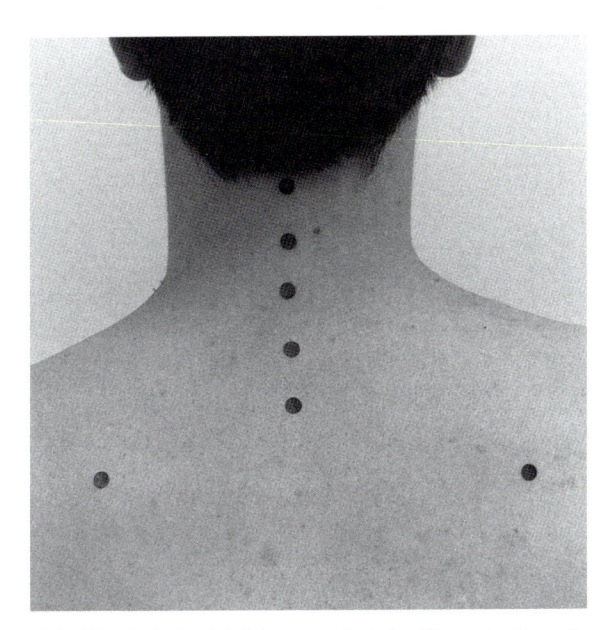

TLA – Lamina C1
TLA – Proc. spinosus C2 (musk. Insertionen)
TLA – Wirbelbogengelenk C2/C3

Abb. 50 Typische Injektionsorte bei der Therapie über die Haut.

9 Medikamentöse Zusatzbehandlung bei vertebragenen Erkrankungen

Die Notwendigkeit einer medikamentösen Zusatzbehandlung per os hängt wesentlich von der Akuität des Krankheitsbildes ab. Je akuter und damit je schmerzhafter die Erkrankung (z. B. akuter Schiefhals), um so schneller wird man zusätzlich medikamentös behandeln, ggf. in Kombination mit der TLA. Die *Hauptindikationen* sind deshalb schmerzreflektorische Verspannungen der Muskulatur (z. B. aufgrund segmentaler Blokkierungen), um deshalb den *Circulus vitiosus* (Schmerz – Muskelverkürzung – Zunahme der Gelenkblockierung – Schmerzverstärkung) zu durchbrechen. Eine supportive medikamentöse Zusatzbehandlung empfiehlt sich in Einzelfällen auch bei chronischen Schmerzzuständen (s. u.).

Bevor die krankengymnastische bzw. manualtherapeutische Weiterbehandlung einsetzt, sollte der Patient möglichst frei von *akuten* Schmerzen sein.

9.1 Medikamentöse Zusatzbehandlung bei akuten Schmerzzuständen

Indikationen für die medikamentöse Zusatzbehandlung bei akuten Schmerzzuständen sind folgende Krankheitsbilder:
- *der akute, muskuläre Schiefhals (auch rheumatisch bedingt!)*,
- *die akute Beschleunigungsverletzung der HWS (s. III.)*,
- *der akute, vertebragene Kopfschmerz*,
- *die akute Zervikobrachialgie (ohne radikuläre Symptomatik,* z. B. ohne klinisch akute Bandscheibenvorfälle).

Da diese Krankheitsbilder aufgrund der einhergehenden Ausschüttung von Entzündungsmediatoren nicht nur eine analgetische, sondern auch eine antiphlogistische Behandlung erfordern, empfiehlt sich die Anwendung von gängigen *nichtsteroidalen Antiphlogistika (NSA).* Im Gegensatz zu den klassischen Zyklooxygenasehemmern, wie z. B. Azetylsalizylsäure (ASS), sind die NSA besser dazu geeignet, die Aktivität humoraler Entzündungsmechanismen und ihrer -mediatoren zu unterdrücken. Eine Übersicht über die gebräuchlichsten NSA mit ihren Tageshöchstdosen findet sich in Tab. **9**. Es empfiehlt sich bei der Anwendung, die möglichen Magen-Darm-Nebenwirkungen zu beachten, ggf. Blutbildkontrollen vorzunehmen und das Präparat in mehreren Einzeldosen über den Tag zu verteilen. Die medikamentöse Therapie sollte noch ca. 3 Tage über die subjektiv empfundene Schmerzfreiheit hinaus erfolgen.

Myotonolytika sind bei den o. g. akuten Krankheitsbildern nicht indiziert.

Tabelle **9** Übersicht über handelsübliche nichtsteroidale Antiphlogistika (NSA) und ihre Tageshöchstdosis. Es empfiehlt sich eine Darreichung in mehreren, über den Tag verteilten Einzeldosen, um Magen-Darm-Nebenwirkungen zu verhindern

Internationaler Freiname	Tageshöchstdosis (mg)
Diclofenac	150
Indometacin	175
Fenbufen	900
Sulindac	400
Ibuprofen	1800
Ketoprofen	300
Pirprofen	1200
Piroxicam	20
Tenoxicam	20

9.2 Medikamentöse Zusatzbehandlung bei chronischen Schmerzzuständen

Chronisch-entzündliche Schmerzzustände der HWS sind in der Regel keine typische Indikation für die manuelle Therapie (z. B. Chronischer Weichteilrheumatismus). Eine Ausnahme bilden jedoch unserer Ansicht nach die (chronifizierten) Veränderungen nach Beschleunigungsverletzung der HWS, die zumeist mit chronischen Schmerzen, einer Bewegungseinschränkung und einer deutlichen Erhöhung des muskulären Binnentonus einhergehen und damit in der Therapie gewisse Analogien zu den Formen des Weichteilrheumatismus aufweisen. Bei dieser Erkrankungsform sind z.T. Myotonolytika indiziert (vgl. Abschnitt III.).

10 Ärztliche Verordnung physiotherapeutischer Behandlung

Der ärztlich durchgeführte manualtherapeutische Eingriff ist ein punktuelles Ereignis. Er vermag die akute Fehlfunktion häufig zu beheben, kann jedoch chronifizierte Fehlfunktionen nicht einfach beseitigen. Das hat besonders dann Gültigkeit, wenn diese Fehlfunktionen spinale Muster gebildet haben, die die Ausformung individueller Bewegungsabläufe bestimmen. *Physiotherapie* umfaßt die Gesamtheit der physikalischen, krankengymnastischen und trainingstherapeutischen Verfahren (Smolenski 1996).

Die *Methodenvielfalt der physikalischen Medizin* umfaßt u. a. die Elektro-, Ultraschall-, Licht- sowie Wärme- und Kältetherapie. Für die HWS spielen sie in der *ärztlichen Verordnung* im Alltag eine untergeordnete Rolle. Sie sollten jedoch individuell im Rahmen der manualtherapeutischen Behandlung des Patienten vom Arzt angewendet werden: So läßt sich z. B. durch Eisauflage der posttraumatische Akutschmerz im Weichteilmantel der HWS lindern.

Zur Vielfalt *krankengymnastischer Methoden* sind neben den klassischen Techniken der Muskeldehnung und -kräftigung neuere Behandlungsprinzipien hinzugekommen, wie z. B. propriozeptive, neuromuskuläre Fazilitation (PNF), myofascial release bzw. Muskelenergietechniken (vgl. II/1.3). Diese sollten sich jedoch sinnvoll in das Gesamtkonzept eingliedern und ihr Erfolg ärztlich kontrolliert werden.

Medizinische Trainingstherapie (MTT) fand seinen festen Platz vor allem in berufsgenossenschaftlicher Rehabilitation und danach Eingang in die allgemeine Behandlung von Patienten mit Wirbelsäulen- und Gelenkerkrankungen. Sie wird ebenfalls unter besonderen Kliniksbedingungen sowie ambulant als EAP in Teamarbeit von Sportlehrern, Physiotherapeuten und Ärzten entwickelt und durchgeführt.

Die ärztliche Verordnung von physiotherapeutischen Maßnahmen sollte sich geplant auf das jeweils anzustrebende „Etappenziel" der Therapie konzentrieren, z. B.:

- In der *ersten Phase der Behandlung an der HWS* geht es häufig darum, den Akutschmerz zu lindern und die gestörte Funktion wieder anzubahnen. Die Impulsmanipulation ist in der Regel kontraindiziert. Ruhigstellung (z. B. durch Zervikalstützen – Miami J – oder nach Henssge) bzw. Überwärmung (partiell durch die Zervikalstütze mit erreicht) sind die Hauptziele.

Die Immobilisation soll die Ausführung schmerzhafter Bewegungen verhindern, die Propriozeption beeinflussen und die Muskulatur detonisieren. Diese Effekte werden durch die Auflage heißer Peloide (Fango, Moor), Elektrotherapie mit Kurzwellenbestrahlung oder analgesierender Hochvoltanwendung verstärkt.

- In der *zweiten Phase* ist der Akutschmerz überwunden, die gestörte Funktion wird durch aktive krankengymnastische Maßnahmen wieder erarbeitet. Die physikalische Therapie hat eine unterstützende Funktion. Die Zervikalstütze sollte abtrainiert werden. Durch Wärmebehandlung kann die Gewebstrophik verbessert werden, Myogelosen können durch Massagen gelöst werden und werden bei der TLA infiltriert. Dabei sind insbesondere Verkettungen der Schulter-, Nacken- und Armregion zu beachten. Bei Blockierungen in Höhe C4–C6 findet man häufig einen verspannten und an seinem Ansatz zum Schulterblatt schmerzhaften M. levator scapulae. TLA am Muskelansatz kann die passive oder aktive Mobilisationsbehandlung erleichtern.

- Nach der erfolgreichen Behebung der hypomobilen Funktionsstörung sollte die *krankengymnastische Übungsbehandlung* (ärztlich verordnet auf einem Rezept mit Angabe der segmentalen Diagnose und der Behandlungsform) im Vordergrund stehen (möglichst bei speziell ausgebildeten Krankengymnasten).

Damit soll in *dieser dritten Behandlungsphase* die wiedergewonnene Funktion stabilisiert werden und normalisierte Bewegungsmuster sollen trainiert werden.

11 Anleitungen zur Selbstübung und -behandlung

Nach Abschluß der Behandlung (vgl. II/6.) sollte – z. B. auch im Rahmen einer Verordnung von krankengymnastischer Übungsbehandlung – *zum Erhalt des Therapieerfolges und zur Kräftigung einer abgeschwächten Muskulatur* eine weitere Selbstübungsbehandlung empfohlen werden (Abb. **51**). Es ist wichtig, daß man beim Patienten die Überzeugung weckt, daß insbesondere bei beruflicher Fehlbelastung (z. B. Schreibtischtätigkeit) *eine adäquate Selbstbehandlung die unabdingbare Voraussetzung ist, um eine Rezidivprophylaxe zu betreiben bzw. eine Chronifizierung der Erkrankung zu vermeiden.* Empfehlen kann man außerdem regelmäßige Schwimmübungen (Rückenschwimmen) bzw. Dehngymnastik bei verkürzter Muskulatur. Anleitungen zum Selbstüben lassen sich kommerziell von verschiedenen Firmen beziehen bzw. existieren auch in Buchform (z. B. Böhm u. Lück 1979).

Die von uns favorisierten Übungen basieren auf einem (kommerziell erhältlichen) Übungsbogen (Abb. **51**). Unserer Ansicht nach sollte dem Patienten empfohlen werden, diese Übungen 3- bis 4mal wöchentlich durchzuführen. Wenn er dazu in der Lage ist, können die Selbstübungen auch öfters durchgeführt werden.

> Wichtig erscheint uns, daß die Übungen zu Beginn möglichst unter Aufsicht (Krankengymnast, Physiotherapeut) erlernt werden, damit sich keine Fehlstereotypien einschleichen.

Eine jeweils aktualisierte bundesweite Liste von Krankengymnasten mit einer Zusatzausbildung in manueller Medizin (s. u.) kann bei der AG Manuelle Medizin im Zentralverband der Krankengymnasten angefordert werden (AG Manuelle Medizin, Wurster Landstraße 156, 27638 Wremen) (Stand: 6/97).

Liste des ZVK über speziell ausgebildete Krankengymnasten

01237   Dresden, Tomaer Str. 28, Renate Meyertöns
01904   Steinigtwolmsdorf, Weifaer-Str. 4 a,
        Carmen Dominick
01983   Großröschen, Erfurter Str. 3, Erika Schöne
02692   Großpostwitz, Cosuler Str. 8, Margrit Warlich
02763   Zittau, Äußere Weberstr. 63, Birgit Becker,
        03 58 42/2 24 27
02779   Großschönau, Neuschönauer Str. 2 b,
        Evelyn Fuchs
04105   Leipzig, Kickerlingsberg 12,
        Sabine Palm, 5 64 82 76
04347   Leipzig, Bautzener Str. 20, Barbara Riedel
04736   Waldheim, Obermarkt 45, Andrea Schröder,
        03 43 27/31 23
04849   Bad Düben, Windmühlenweg 28 b,
        Carmen Kluge
04849   Bad Düben, Blücherstr. 1, Karin König
06108   Halle, Kleine Klausstr. 16, Ute Schulze,
        03 45/50 19 92
06112   Halle, Ernst-Kamiethstr. 1 b, Brigitte Gebauer
06425   Ablebes, Alte Siedlung 9, Heike Wiegel
06484   Quedlinburg, Stresemannstr. 23,
        Carola Lindenberg
06507   Gernrode, Bahnhofstr. 25, Sabine Ziesing
08393   Meerane, Wilhelmstr. 7, Dagmar Müller
09113   Chemnitz, Küchwaldring 27, Annette Holly,
        03 71/3 36 00 26
09228   Wittgensdorf, Rudolf-Harlaß-Str. 1,
        Birgit Müller, 03 72 00/4 69
09366   Stollberg, Chemnitzer Str. 32,
        Andrea Buschmann, 03 72 96/1 29 72
09405   Zschopau, Zschockeweg 9, Ina Hanke
10178   Berlin, Rathausstr. 13, Ute Günther,
        0 30/4 96 60 57
10557   Berlin 21, Alt-Moabit 126, Marita Antony,
        0 30/3 91 99 00
10557   Berlin, Alt Moabit 129, Anke Endres,
        0 30/8 33 45 03
10559   Berlin, Stephanstr. 19, Anja Lindworsky
10625   Berlin, Goethestr. 14, Elke Eckhardt,
        0 30/3 12 56 14
10707   Berlin, Bregenzer Str. 9, Monika Dahm,
        0 30/8 82 27 65
10711   Berlin, Seesener Str. 16, Michael Lembke,
        0 30/8 91 99 90
10715   Berlin 31, Am Volkspark 77, Sabine Schmidt,
        0 30/8 59 22 89
10779   Berlin, Prager Platz 4, Klaus Koch,
        0 30/3 82 29 95
10829   Berlin, Gustav-Müllerstr. 16, Christine Erler
10961   Berlin 61, Gneisenaustr. 7 a, Elisabeth Schmidt,
        0 30/2 15 79 79
10963   Berlin, Stresemannstr. 34, Jolanta Hauser,
        0 30/3 92 44 46
10965   Berlin 61, Fidicinstr. 18, Martin Hermes
10965   Berlin 61, Fidicinstr. 27, Karin Schwarze
10965   Berlin 61, Kreuzbergstr. 22, Heiner Beißwenger
10967   Berlin 61, Böckhstr. 40, Hanna Vollhaber
10997   Berlin 36, Muskauer Str. 13, Christine Lammert,
        0 30/3 91 99 00
10997   Berlin, Zeughofstr. 23, Timos Soultos,
        0 30/3 20 51
10999   Berlin, Forsterstr. 8, Gabi Kögel, 030/6 14 67 62
12049   Berlin, Karlsgartenstr. 16, Jörg Höchst
12105   Berlin, Upstallweg 6, Christian Manig
12157   Berlin, Canovastr. 8, Petra Ruben
12157   Berlin, Rubenstr. 116, Michael Surkau
12159   Berlin, Hedwigstr. 1, Sigrid Rehnert,
        0 30/3 21 10 61

12159	Berlin, Hauptstr. 82, Swanhild Weber-Lucks, 0 30/8 51 70 24	21423	Winsen/Luhe, Haselhorsthof 21, Sabine Dittwald
12159	Berlin, Hähnelstr. 18, Sabrina Gruschinske	21465	Reinbek, Berhard-Ihnenstr. 30, Ute Kording, 0 40 72 0/46 46
12163	Berlin, Schloßstr. 18, John Skripek, 0 30/7 91 15 18	21493	Schwarzenbek, Schmiedestr. 10, Margaretha Schoen
12165	Berlin, Wrangelstr. 66, Gerd Philippin	21509	Glinde, Markt 16, Karin Wieben, 040/7 10 28 75
12167	Berlin, Mittelstr. 14 a, Cornelia Gralla	21614	Buxtehude, Im Obstgarten 26, Robert Lücking, 0 41 61/70 32 28
12203	Berlin, Hindenburgdamm 83 a, Sabine Ahrend, 0 30/8 92 28 9	21614	Buxtehude, Torfweg 99, Patrick von Glasenapp, 0 41 61/8 05 47
12205	Berlin, Weddigenweg 34, Susanne Kraus, 0 30/3 73 20 01	21614	Buxtehude, Neue Str. 8, Inga Matschoss
13355	Berlin, Brunnenstr. 115, Angelika Fahrenbruch	21629	Neu Wulmstorf, Elstorfer Str. 37, Kerstin Hundsdörfer, 0 41 63/66 65
13359	Berlin, Grüntaler Str. 56, Axel Kutter	21680	Stade, Thuner Str. 49, Eike Schlichting, 0 41 64/39 27
13359	Berlin, Grüntaler Str. 56, Christine Oberpaur	21682	Stade, Guldensternweg 19, Ute Wilkens, 0 41 41/33 69
13467	Berlin, Seestr. 12, Freya Angermann, 0 30/3 96 97 13	21709	Himmelpforten, Steinkamp 2, Beate Reichardt, 0 41 43/77 35
13595	Berlin, Weißenburger Str. 34, Monika Scholz	22081	Hamburg, Lerchenfeld 14, Kerstin Giese
13629	Berlin, Schuckertdamm 324, Martina Brauer, 0 30/8 25 77 29	22085	Hamburg, Winterhuder Weg 17, Tania Tarsaf
14050	Berlin, Rüsternallee 14–16, Peter Fraßmann, 0 30/3 01 97 77	22089	Hamburg, Kiebitzstr. 13, Thomas Rörick
14050	Berlin, Altenburges Allee 5, Hans Erich Hofmann, 0 30/85 00 03 80	22179	Hamburg, Mützendorpsteed 30, Julia Cappeller
14052	Berlin, Heerstr. 8, Joachim Kaufmann	22415	Hamburg, Langenhorner Markt 9, Joachim Ueck, 0 40/53 28 38 00
14055	Berlin, Angerburger Allee 17, Constanze Füßl, 0 30/3 62 01 70	22523	Hamburg, Lohkampstr. 14, Angela Kruse
14089	Berlin, Temmeweg 14, Bernd Schneider, 0 30/3 65 51 04	22529	Hamburg, Sottorfallee 31 b, Sabine Pupke
14197	Berlin, Laubacher Str. 14, Martina Trunz	22559	Hamburg, Wedeler Landstr. 83, Monika Schmitt, 0 41 03/12 22 00
14195	Berlin, Arminallee 8, Christa Kraft, 0 30/8 31 18 21	22589	Hamburg, Sülldorfer Landstr. 6, Christine Köser-Steen, 0 40/8 70 15 02
14473	Potsdamm, Schlaatzstr. 4, Marion Geßner	22763	Hamburg, Fischers Allee 44, Almut Fock
18057	Rostock, Budapester Str. 21, Günter Blum	22763	Hamburg, Keplerstr. 32, Marianne Schuster
18069	Sievenhagen, Gockelgasse 15, Silke Hirsch	22765	Hamburg, Nernstweg 5, Markus Norys
18146	Rostock, Ostseeweg 50, Barbara Hoffmann	22869	Schenefeld, Dahlienweg 12, Corinna Böttcher
18146	Rostock, Dierkower Höhe 37, Christiane Ahrens	22926	Ahrensburg, Bismarckallee 3, Heike Fleck, 0 41 02/5 33 77
18146	Rostock, Ostseeweg 50, Karin Kautz	23552	Lübeck, Glockengießerstr. 20, Gudrun Stephan
18258	Schwaan, Amtsplatz, Sylvia Ponndorf, 0 38 44/16 89	23560	Lübeck, Holderbusch 6, Raili Turunen
18273	Güstrow, Platz der Freundschaft 1, Birgit Krejza, 03843/3 29 89	23562	Lübeck, Kastanienallee 12, Holger Kormann, 04 51/59 57 67
18528	Bergen, Krankenhaus Bergen, Inge Rühlow	23611	Bad Schwartau, Auguststr. 2, Henning Krüger, 04 51/28 95 04
18546	Sassnitz, Fischerring 41, Kerstin Schneider, 03 83 92/2 25 73	23628	Krummesse, Lange Reihe 19, Margrit Pautzke
20149	Hamburg, Jungfrauenthal 22, Doris Lange, 0 40/4 10 47 70	23669	Timmendorfer Strand, Finkenstr. 7, Jelle Schat
20149	Hamburg, Rothenbaumchaussee, Lorenz Aldinger, 0 70 41/4 39 88	23701	Eutin, Meinsdorfer Weg 14, Thomas Mahlo
20255	Hamburg, Osterstr. 146, Petra Müller	23714	Malente, Waldstr. 26, Tanja Lorenzen
20257	Hamburg, Weckmannweg 4, Sabine Stute, 0 40/4 90 52 52	23730	Bentfeld, Krummbeker Weg 1 e, Wouter Oosterwoud
20259	Hamburg, Bismarckstr. 61, Susanne Dick, 0 40/5 70 31 33	23738	Lensahn, Redder 4, Ingrid Scheffler
20359	Hamburg, Hopfenstr. 8, Dörte Ziob, 0 41 83/3 08 00	23758	Oldenburg in Holstein, Göhler Str. 21, Jutta Radke, 04361/84 13
21220	Seevetal, Eichenallee 47, Anka Becher, 0 41 05/8 42 04	23758	Kükelühn, Lindenstr. 24, Peter Tutsch, 0 43 61/6 08 35
21339	Lüneburg, Danziger Str. 6, Gerlind Raatz, 0 41 31/3 66 47	23843	Bad Oldesloe, Lübeckerstr. 55, Matild Kellermann
		23843	Bad Oldesloe, Up den Pahl 10, Dagmar Küster, 0 45 31/8 71 48

Aktives Rückentraining

Ein Übungsprogramm für die Hals- und Brustwirbelsäule

Bevor Sie mit dem Übungsprogramm beginnen, empfiehlt es sich, mit leichten Lockerungs- und Bewegungsübungen (ca. 3–5 Min.) den Kreislauf in Schwung zu bringen. Zum Beispiel durch lockeres Traben auf der Stelle, dabei die Arme an die Decke strecken. Beim Traben Armkreisen vorwärts und rückwärts, anschließend Knie hochziehen und Fersen ans Gesäß anschlagen. Zwischen den Wechseln tief atmen, Arme und Beine ausschütteln.

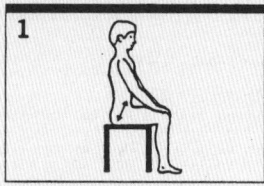

1 Beckenbalance – aufrechte Sitzhaltung: Pendeln Sie sich locker ein in die aufrechte Sitzhaltung zwischen Rundrücken und Hohlkreuz (bei leichter Hohlkreuzstellung — Ausgangsstellung der Beckenbalance). Anschließend Gesäß- und Bauchmuskulatur anspannen, Schulterblätter nach hinten unten zusammenführen, dabei ruhig weiteratmen, keine Preßatmung!
Ziel: aufrechte Sitzhaltung, aktive Aufrichtung der Wirbelsäule, richtige Atemtechnik, Körperwahrnehmung.

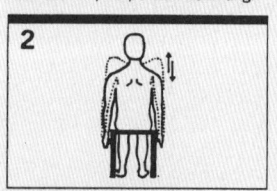

2 Grundspannung im Sitz: Füße schulterbreit aufsetzen und Rücken gerade halten. Füße nach unten stemmen, Bauch- und Gesäßmuskulatur anspannen — Grundspannung. Jetzt Schultern aktiv nach unten drücken, Kopf zieht nach oben (Streckung der Wirbelsäule). Anschließend Schultern nach oben ziehen, Spannung halten und wieder nach unten drücken, danach Schultern vorwärts und rückwärts kreisen.
Achtung: Achten Sie auf eine entspannte Kopfhaltung (Kopf nach hinten mit leichtem Blick nach oben).
Ziel: Mobilisierung und Kräftigung der Schulter-Nacken-Muskulatur.

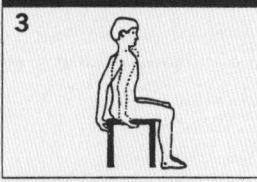

3 Grundspannung im Sitz aufbauen (wie Übung 2). Jetzt die Schultern nach hinten unten drücken (Schulterblätter zusammenführen), kurz halten, anschließend nach vorne oben (Schultern Richtung Nase) schieben. Immer darauf achten, daß der Kopf nach oben zieht und die Bauch- und Gesäßmuskulatur angespannt ist.
Ziel: Dehnung und Kräftigung der Brust- und Schultermuskulatur.

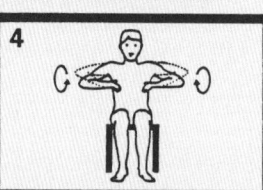

4 Grundspannung im Sitz: Die Daumen in die Achseln legen und mit den angewinkelten Armen vorwärts bzw. rückwärts kreisen. Dabei große Kreisbewegungen im Schultergürtel ausführen.
Ziel: Mobilisierung und Kräftigung der Schulter-Nacken-Muskulatur.

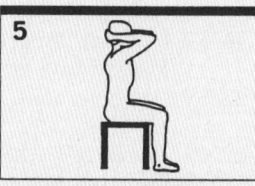

5 Grundspannung im Sitz: Die Hände hinter dem Kopf verschränken und langsam durch Druck gegen die Hände Spannung aufbauen — danach die Spannung wieder langsam reduzieren. Den Druck sollten Sie nur so stark aufbauen, wie Sie die Spannung noch als angenehm empfinden.
Ziel: Stabilisierung der HWS, Kräftigung der Nackenmuskulatur.

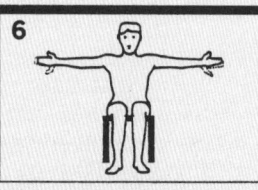

6 Grundspannung im Sitz: Arme seitwärts ausstrecken. Die gestreckten Arme möglichst weit nach vorne und hinten drehen, dabei auf den Kopfschub nach oben achten.
Variante: Arme seitwärts halten und kleine Kreise vorwärts und rückwärts beschreiben – lockern.
Ziel: Mobilisierung des Schultergürtels, Stabilisierung der Nacken- und Schultermuskulatur.

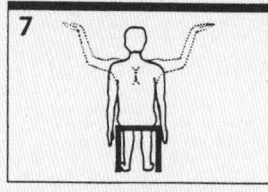

7 Grundspannung im Sitz: Arme gebeugt nach hinten ziehen, Ellbogen nach hinten ziehen (Schulterblätter zusammenführen) und mit den Händen gegen einen gedachten Widerstand drücken (Decke hochheben).
Ziel: Kräftigung der Nacken-, Schulter- und Rückenmuskulatur.

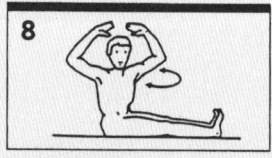

8 Strecksitz: Oberkörper aufrecht halten und Knie durchdrücken. Die Zehen heranziehen und den Kopf nach oben strecken.
Ziel: Dehnung der rückwärtigen Beinmuskulatur, Körperspannung.
Erweiterung: Arme nach oben nehmen (s. Abb.) und den Rumpf langsam nach rechts und links drehen.
Ziel: Kräftigung der Rumpfmuskulatur, Mobilisierung der Wirbelsäule.

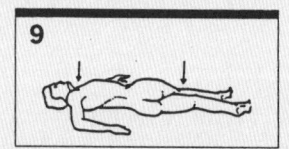

9 Rückenlage: Arme liegen locker neben dem Körper. Rechtes Bein anwinkeln und so über das linke Bein legen, daß das rechte Knie den Boden berührt. Aus dieser Position Spannung aufbauen, indem man die rechte Schulter Richtung Boden zieht. Wichtig: Das rechte Knie sollte am Boden bleiben. Wechsel auf die andere Seite.
Ziel: Dehnung der Rumpfmuskulatur, Mobilisierung der Wirbelsäule.

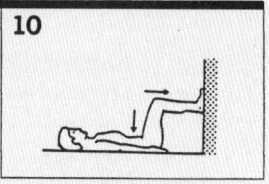

10 Entspannungsübung: In Rückenlage die Füße so an die Wand stellen, daß Unter- und Oberschenkel einen rechten Winkel bilden. Mit den Füßen leichten Druck gegen die Wand aufbauen und erfühlen, wie sich die Spannung durch den Körper fortpflanzt. Anschließend die Spannung wieder langsam abbauen.
Ziel: Körperwahrnehmung, Erfühlen der Muskelanspannung und -entspannung.

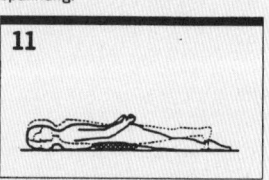

11 Grundspannung Bauchlage: (Legen Sie sich ein festes Kissen oder eine zusammengerollte Decke unter den Bauch, um eine Hohlkreuzstellung zu vermeiden). Die Stirn liegt auf dem Boden, die Hände auf dem Gesäß. Gesäß und Bauchmuskulatur anspannen, Fersen nach hinten schieben, den Kopf etwas anheben und nach vorne herausstrecken.
Übungserweiterung: Hände vom Gesäß abheben.
Ziel: Körperspannung und -streckung. Kräftigung der Rückenmuskulatur.

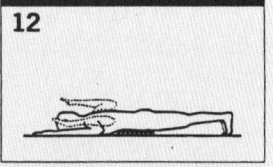

12 Bauchlage: Die Arme liegen U-förmig neben dem Kopf. Grundspannung aufbauen (wie bei Übung 11), gleichzeitig beide Arme anheben und die Schulterblätter Richtung Wirbelsäule zusammenschieben.
Übungserweiterung: Mit den Armen Schwimmbewegungen ausführen.
Ziel: Kräftigung der gesamten Rückenmuskulatur.

Hinweise zu den Übungen

- Täglich fünf Minuten üben ist besser als einmal eine halbe Stunde pro Woche.
- Nie gegen den Schmerz üben. Ein leichter Muskelkater ist unbedenklich.
- Jede Übung 2–3mal wiederholen bei Zwischenpausen von ca. 15 Sekunden.
- Bei den Spannungsübungen die Anspannung ca. 5–10 Sek. halten.
- Finden Sie beim Üben das richtige Maß: zu wenig bringt nichts, zu viel schadet (Überanstrengung).
- Verlieren Sie nicht den Mut. Erfolge stellen sich oft nach längerem Üben ein.
- Vermeiden Sie übermäßige Bewegungen in vorgeschädigten Bewegungssegmenten. Wenn stärkere Schmerzen auftreten, einen Arzt aufsuchen.
- Achten Sie besonders auf die Atmung! Keine Preßatmung, sondern gleichmäßig weiteratmen.
- Das gesamte Übungsprogramm mit Rückenschule können Sie auch auf Video-Kassette erhalten. Zu beziehen über das Karlsruher Rückenforum.

Abkürzungen:
WS — Wirbelsäule
HWS — Halswirbelsäule
BWS — Brustwirbelsäule
LWS — Lendenwirbelsäule

Abb. 51 Typischer Übungsbogen zur häuslichen Therapie.

Anleitungen zur Selbstübung und -behandlung

Eine kleine Rückenschule
»Das Kreuz mit dem Kreuz« – Ratschläge für den Alltag

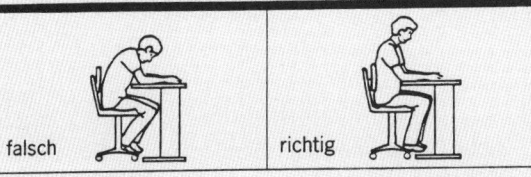

falsch / richtig

Sitzende Tätigkeit: Bei überwiegend sitzender Tätigkeit sollten Sie folgendes beachten:
- Lehne so einstellen, daß der Rücken ca. 15–20 cm über der Sitzfläche gestützt wird.
- nicht längere Zeit ununterbrochen in der gleichen Sitzhaltung verweilen – zwischendurch aufstehen, Streckübungen durchführen (die Bandscheiben leben von der Bewegung).

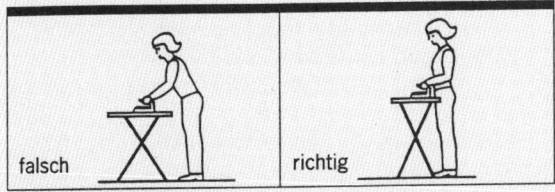

falsch / richtig

Stehende Tätigkeit:
- Höhe der Arbeitsfläche so wählen, daß man bequem aufrecht stehen kann.
- wenn möglich, abwechselnd ein Bein hochstellen (z. B. auf einen Schemel oder eine Kiste).

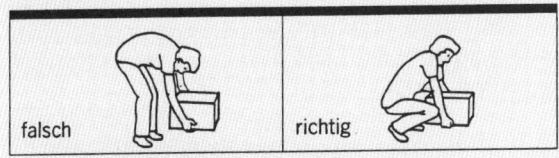

falsch / richtig

Heben und Tragen von Lasten:
Meist packen wir die Dinge falsch an!
- Beim Aufheben von Lasten beugen wir uns mit rundem Rücken und gestreckten Beinen nach unten. In dieser Stellung wird der Druck in den Bandscheiben der Lendenwirbelsäule stark erhöht, die Bandscheiben damit allmählich geschädigt. Machen wir es wie die Gewichtheber: In die Knie gehen, den Gegenstand anheben und mit geradem Rücken hochgehen.
- Beim Tragen von Lasten das Gewicht verteilen. Lieber zwei kleine Taschen als eine große und schwere.

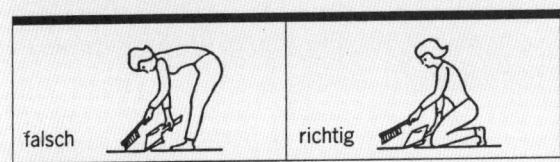

falsch / richtig

Hausarbeit: Bügeln, Staubsaugen, Kehren u. ä.
- Aufrecht stehen, evtl. einen Fuß abwechselnd hochstellen.
- Beim Staubsaugen ein langes Saugrohr verwenden. Wenn es unter die Schränke geht, gehen Sie in die Hocke oder knien Sie hin.
Wichtig: nicht lange in gebückter Haltung arbeiten!

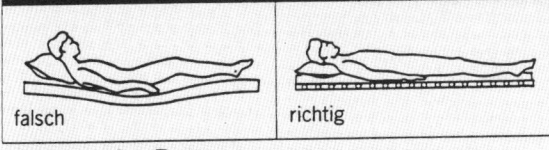

falsch / richtig

Liegen – das Bett: Vermeiden Sie eine durchgelegene Matratze.
- Zu empfehlen sind eine feste Unterlage (harter Bettrost) und darauf eine weiche Matratze, so daß der Körper überall gleichmäßig aufliegt.
- Keine zu großen oder dicken Kissen verwenden, die den Oberkörper in halbe Sitzlage bringen. Günstig ist ein kleines und flaches Kissen zur Unterstützung von Kopf und Nacken.

Schuhwerk:
- Schuhe mit weichen Sohlen bevorzugen (Stoßdämpfung für Wirbelsäule und Gelenke).
- Keine hohen Absätze. Je höher der Absatz, desto stärker die Belastung der Lendenwirbelsäule (Hohlkreuzstellung).

Essen und Gewicht:
- Achten Sie auf ein ideales Körpergewicht. Jedes überflüssige Pfund belastet zusätzlich Bandscheiben, Wirbelsäule und Gelenke.

Sportliche Betätigung: Sport soll Spaß machen. Als rückenfreundliche Sportarten gelten:
- Gymnastik, Schwimmen, Radfahren, Skilanglauf, Jogging (z. B. Waldlauf).
- Schwimmen, vor allem Rückenschwimmen, ist besonders günstig. Durch den Auftrieb im Wasser und durch die gestreckte Rückenlage wird die Wirbelsäule optimal entlastet.

Rückenschule und aktive Rückentherapie

Die Wirbelsäule als Achsenorgan stabilisiert einerseits die aufrechte Haltung des Menschen, andererseits hat sie die nötigen Bewegungen zuzulassen. Die größte Beweglichkeit geht von der Hals- und Lendenwirbelsäule aus.

Altersbedingte Verschleißerscheinungen führen in diesen Segmenten schon frühzeitig zu einer allgemeinen Qualitätsminderung des Achsenorgans. Die Qualitätsminderung des Bandscheibengewebes mit Verlust der Pufferfunktion wird als „Bandscheibenschaden" bezeichnet. Die damit einhergehende mechanische Überlastung der kleinen Wirbelgelenke führt zu deren vorzeitigem Verschleiß und zu Kreuzschmerzen.

Hauptursache für diese Verschleißprozesse sind einseitige Wirbelsäulenbelastungen, langes Sitzen und Stehen, Zwangshaltungen oder vornübergeneigte Arbeitstätigkeit sowie das Heben und Tragen von schweren Lasten. Der hierbei am meisten betroffene Abschnitt des Achsenorgans ist die untere Lendenwirbelsäule. Obwohl sie anatomisch am kräftigsten ausgebildet ist, unterliegt sie den stärksten Belastungen und damit vermehrt degenerativen Abnutzungserscheinungen.

Daß auch jüngere Menschen zunehmend über Rückenschmerzen klagen, liegt vor allem an einem zu schwachen Muskelkostüm. Eine kräftige Rückenmuskulatur und rückengerechtes Verhalten sind dagegen in der Lage, eine Schutzfunktion zu übernehmen, indem sie die betroffenen Bewegungssegmente stabilisieren, die Belastung der Bandscheiben und Wirbelgelenke herabsetzen und somit Rückenschmerzen verhindern.

Eine schlechte Körperhaltung, vor allem das Stehen im Hohlkreuz, zusammen mit schlaffen Bauchdecken führt zu Überlastung der unteren Wirbelsäulensegmente. Jede Körperhaltung, die von der physiologischen Stellung der Wirbelsäule abweicht, belastet vermehrt Bandscheiben, Bänder, Wirbelgelenke und Muskulatur, insbesondere bei ruckartigen Bewegungen und bei gleichzeitigem Heben von Lasten.

Auch Wirbelsäulenfehlhaltungen wie Skoliosen, Rundrücken oder hohlrunder Rücken führen zur Überlastung der Rückenmuskulatur und zu Rückenschmerzen. Gerade in diesen Fällen ist die Muskelkräftigung und das Rückentraining besonders wichtig, weil damit gleichzeitig die Fehlhaltungen korrigiert werden können. Mit einzubeziehen in ein aktives Trainingsprogramm sind insbesondere die Schulter-, Gesäß- und Bauchmuskulatur, da sie eine wesentliche Stabilisierungsfunktion ausüben.

Die ständigen Nacken- und Kopfschmerzen vieler Menschen in sitzenden Positionen beruhen größtenteils auf einer statisch-muskulären Überlastung der Halswirbelsäule mit einhergehenden Verspannungen der Schulter-Nackenmuskulatur. Gerade in diesen Fällen kann eine vermehrte muskuläre Stabilisierung und Kräftigung Abhilfe schaffen.

Eine korrekte Haltung kann daher in großem Maße die Belastung der Wirbelsäule herabsetzen. Bandscheiben, Wirbelgelenke, Bänder und Muskeln entlasten und erholen sich am besten in der horizontalen Ruhelagerung. Hierbei führt eine vermehrte Flüssigkeitsaufnahme zu einem erhöhten Bandscheibenturgor und damit zu einer verbesserten Pufferfunktion. Insofern ist ein ausgewogener Wechsel zwischen Belastung und Entlastung eine wesentliche Voraussetzung für die Gesunderhaltung der Wirbelsäule.

Anhand dieser Ausführungen wird deutlich, wie wichtig es ist, Spitzenbelastungen der Wirbelsäule durch rückengerechtes Verhalten zu vermeiden und durch gezieltes Training die Leistungsreserven der schützenden Muskulatur zu erhöhen.

Texte und Zeichnungen: Dr. med. Hans Bürkle, Arzt für Orthopädie, unter Mitarbeit von Walter Lutz und Hans Dieter Kempf.
Herausgegeben durch Karlsruher Rückenforum und Orthomed Sport Forum e. V. 7500 Karlsruhe, Bürgerstraße 16

Anordnungen

Arztstempel

12 Medikolegale Aspekte der Manipulationsbehandlung der HWS

Aufgrund des gewandelten Rechtsbewußtseins im sozialen Umfeld der Medizin, der Zunahme von juristisch anhängigen Streitigkeiten nach Manualtherapie und aus standesrechtlichen Gründen ergeben sich besonders für die Manipulationsbehandlung der HWS Konsequenzen, die tiefgreifend den Alltag der manualtherapeutischen Behandlung beeinflussen.

Die bereits in vorherigen Abschnitten erwähnten therapeutischen Standards betreffen die Qualität der durchzuführenden Manualtherapie, ohne die eine sachgerechte Manipulationsbehandlung nicht möglich ist (nach Bischoff 1993, Graf-Baumann 1995):
- Ausführliche Anamneseerhebung und manualdiagnostische Untersuchung,
- aktuelle Röntgenaufnahmen, mindestens in 2 Ebenen (maximal 3 Jahre alt),
- Dokumentation der Aufklärung und Behandlung so, daß sie ausreichend, zeitnah und nachvollziehbar ist (schriftlich!),
- Durchführung des Probezuges vor der Manipulation: *Abbruch bei Schmerzreaktion, Unwohlsein, Schwindel, Sehstörungen, Übelkeit, Erbrechen* (als Zeichen einer Arteria-vertebralis-Irritation).

Betont werden sollte an dieser Stelle, daß (wie 1962 bereits durch das OLG Düsseldorf festgestellt) es sich bei der Manipulation mit Impuls um einen *ärztlichen Heileingriff* handelt (Bischoff 1995). Damit sollte – vor allem im Blick auf mögliche juristische Konsequenzen – deutlich zum Ausdruck gebracht werden, daß Manipulationen durch Masseure und Krankengymnasten nicht statthaft sind (auch keine Delegierung an diese durch Ärzte)!

12.1 Aufklärung vor der Manipulationsbehandlung der HWS – wie und wann?

Die derzeitig aktuellste Stellungnahme zu diesem Thema wurde von einer *Konsenskonferenz der 3 Ärzteseminare der DGMM* mit juristischem Beistand im Dezember 1994 erarbeitet und kurz darauf veröffentlicht (Graf-Baumann 1995). Die *Risikoaufklärung vor der Manipulationsbehandlung* lehnt sich damit an die in der operativen Medizin üblichen Gepflogenheiten an (inkl. der Breite der zu erfolgenden Aufklärung) und hat sich damit grundlegend in letzter Zeit verändert.

Das bedeutet im einzelnen:
- Der Patient muß in *ausreichend zeitlichem Abstand* vor der Manipulation von den möglichen Risiken unterrichtet werden. Das heißt, daß eine *Aufklärung am Vortag optimal, aber nicht unbedingt erforderlich ist,* „wenn der Patient (nach Aufklärung am Behandlungstag) ausreichend überlegen und frei entscheiden kann" (zitiert aus Graf-Baumann, 1995, S. 30).
- Bei der Aufklärung müssen „... extrem seltene, methodenspezifische, typische Risiken, die auch mit größter ärztlicher Sorgfalt nicht restlos beherrschbar sind, die für den Patienten überraschend sind und die im Falle ihrer Verwirklichung seine Lebensführung schwerwiegend beeinträchtigen können...", berücksichtigt werden (zitiert nach Graf-Baumann 1995). *Vor allem sind damit Komplikationen im vertebrobasilären Stromgebiet gemeint.*
Das bedeutet, daß neben der Fraktur der HWS, die Manifestation eines Diskusprolapses, Ein- oder Abriß der A. vertebralis mit Durchblutungsstörungen einzelner Hirnareale, Wallenberg-Syndrom, bis hin zur bleibenden Lähmung oder Todesfolge und radikuläre Symptome erwähnt werden müssen (nach Patijn 1993). Für den HNO-Patienten ist die mögliche Komplikation Tinnitus und Hörstörung wichtig (Brügel u. Schorn 1991).
Die statistischen Angaben zum Auftreten der schwerwiegenden Komplikationen schwanken, *die Seltenheit des Auftretens sollte jedoch hervorgehoben werden* (1:518886, nach Patijn 1993; 1:400000–2000000, nach Graf-Baumann 1995).
- *Die Aufklärung sollte schriftlich erfolgen*, da der Arzt im Zweifelsfalle diese zu beweisen hat (damit gilt der Zeugenbeweis – z. B. die anwesende Schwester – als unsicher). *Auch der Verzicht auf Aufklärung durch den Patienten bedarf einer schriftlichen Bestätigung.*

Da die Aufklärung jedoch darauf abzielen sollte, „...den Patienten zu informieren, aber nicht zu verunsichern...", erscheint es unserer Ansicht nach schwierig, diese Forderungen der Legislative mit den Erfordernissen einer effizienten Patientenbehandlung zu vereinbaren. Eine solche – wie in operativen Disziplinen übliche Maximalaufklärung – steht der Tatsache im Wege, daß sich der *entspannte* (und nicht verspannte und in ängstlicher Vorerwartung verkrampfte) Patient am besten mobilisieren läßt!

Die Zukunft muß zeigen, wie diese aktuellen medikolegalen Anforderungen unseren therapeutischen Alltag bestimmen werden.

12.2 Zwischenfälle und deren Vermeidung im Rahmen von Manipulationsbehandlungen an der HWS

Zwischenfälle im Rahmen sachgerechter (!) Manipulationen an der HWS (s. o.) sind – statistisch gesehen – eine äußerste Seltenheit. Eine jüngere Übersichtsarbeit zitiert neben nichtärztlichen Manipulationen (Chiropraktoren, Physiotherapeuten) vor allem die angewandte Mobilisationstechnik als entscheidendes Kriterium, ob es zum Auftreten von Komplikationen kommt (High-velocity-high-amplitude-Technik führt zu einer erhöhten Komplikationsrate! im Gegensatz zur – manualtherapeutischen – Standardtechnik: High velocity low amplitude).

Der *Probezug (Probebehandlung)* ist unserer Ansicht nach (bei Beachtung der Kontraindikationen, s. u.) als das wirkungsvollste Instrument zur Vermeidung von Komplikationen an der HWS (zu sehen), da dopplersonographische Untersuchungen zeigen konnten, daß die *Validität der deKleijnschen Probe* zur Überprüfung der Funktionsfähigkeit der Vertebralarterien erheblich eingeschränkt ist (Thiel et al. 1994). Zudem weisen Weingart u. Bischoff (1995) an *gesunden Probanden (!)* nach, daß weder das Ausmaß der Rotation der Kopf-Hals-Gelenke, noch die Traktion einen signifikanten Einfluß auf die Durchblutungsverhältnisse an den Vertebralarterien haben.

Kontraindikationen zur Vermeidung von Zwischenfällen für eine Manipulation an der HWS bilden folgende Veränderungen:
– akut entzündliche Gelenkveränderungen mit schmerzreflektorischer Verspannung,
– destruierende Veränderungen im HWS-Bereich (z. B. Metastase),
– Zustand nach akuten Traumen mit Verletzung anatomischer Strukturen (z. B. Schleudertrauma mit Verletzung ligamentärer Strukturen),
– schwere Osteoporose,
– schwere degenerative Veränderungen (einschl. Bandscheibenvorfälle),
– fehlende aktive Abwehrspannungsmöglichkeit des Patienten (Allgemeinnarkose oder Lokalanästhesie).

Wenn es zu Komplikationen durch eine Manipulationsbehandlung kommt, so betreffen sie vor allem das vertebrobasiläre Stromgebiet (u. a. das Stammhirn) und können zu schwerwiegenden *Hirndurchblutungsstörungen mit bleibenden Schäden* (Apoplex, Lähmungen, „Wallenberg-Syndrom") oder Todesfolge führen (vgl. 12.1).

Bei *klinischem Verdacht* auf eine solche Komplikation (partieller oder kompletter Bewußtseinsverlust, Pupillendifferenz, Atem- oder Kreislaufstillstand, neurologische Ausfälle) sollten folgende Maßnahmen eingeleitet werden:
– Atemwege sichern (Beatmung über Maske sowie Einlage eines Guedel-Tubus, ggf. Intubation),
– Herzdruckmassage (ggf. präkordialer Faustschlag),
– Patient in stabile Seitenlage bringen (Aspirationsgefahr!, auch wenn Verdacht auf Läsionen im HWS- bzw. Arteria-vertebralis-Gebiet bestehen),
– intravenösen Zugang legen,
– Verlegung in die nächstgelegene intensivmedizinisch ausgerüstete Klinik (möglichst mit neurochirurgischer und neuroradiologischer Abteilung),
– Mitteilung der durchgeführten Manipulationsbehandlung und der nachfolgenden Notfallbehandlung in der Praxis.

In der betreffenden Klinik sollte dann die weiterführende Diagnostik erfolgen (Duplex-Sonographie, Kernspintomographie, MR-Angiographie).

13 Abrechenbarkeit manualmedizinischer Leistungen

Die Abrechenbarkeit manualmedizinischer (chirotherapeutischer) Leistungen ist Ärzten mit der entsprechenden Zusatzbezeichnung vorbehalten. Sie orientiert sich – wie alle Leistungen – am EBM bzw. der GOÄ und ist für Chirotherapie dürftig.

Der EBM sieht die Ziffer 3210 für chirotherapeutische Eingriffe an der Wirbelsäule – dazu zählen auch die Iliosakralgelenke (ISG) – und die Ziffer 3211 für chirotherapeutische Eingriffe an Extremitätengelenken vor. Moderne Verfahren, wie z. B. NMT oder Myofascial release, sind in der Gebührenordnung nicht erwähnt. Die o. g. Ziffern (3210/3211) dürfen nur jeweils 2mal im Erkrankungsfall (d. h. Quartal) abgerechnet werden. Ein häufigerer Ansatz bedarf der Begründung.

Seit dem 1. 7. 97 dürfen Ärzte mit der Zusatzbezeichnung „Chirotherapie" die Ziffern 506, 507 abrechnen, sofern sie die entsprechenden Leistungen erbringen.

Die Einengung der Abrechenbarkeit entstammt einer Zeit, in der man mechanistisch annahm, daß ein „Einrenken" der Wirbelsäule Funktionsstörungen definitiv beheben könnte. Zum Zeitpunkt des Schreibens besteht außerdem die Budgetierung, so daß rechnerisch nicht einmal jeder vierte Patient im Quartal chirotherapeutisch behandelt werden könnte. Bei anderen o. g. Therapieformen, z. B. der Atlastherapie nach Arlen, wird eine Kostenübernahme durch die Krankenkassen in der Regel mit dem Hinweis auf die Heil- und Hilfsmittelrichtlinien abgelehnt.

Bei Patienten, die nach der GOÄ abgerechnet werden, ergibt sich keine Beschränkung in der Ausführung chirotherapeutischer Leistungen. Außerdem besteht die Einführung von Analogziffern für nicht katalogisierte Leistungen. Chirotherapeutische Leistungen werden nach der Ziffer 3306 abgerechnet, für die Behandlung der Extremitäten kann unter Angabe der Lokalisation die Ziffer A 3306 angesetzt werden. Für Atlastherapie ist die Analogziffer A 2207, für das Myofascial release die Ziffer A 3312 üblich. Bislang noch nicht entschieden wurde die Frage, ob die Ziffer 3306 nur einmal *pro Sitzung* veranschlagt werden kann oder ob sie bei entsprechender sachlicher Begründung (z. B. komplexes Blokkierungsmuster mit Beteiligung mehrerer Wirbelsäulenabschnitte) mehrfach angesetzt werden darf.

III. Die HWS-Distorsion nach Beschleunigungsverletzung aus manualmedizinischer Sicht

Der Begriff der *HWS-Distorsion nach Beschleunigungsverletzung* (kurz: HWS-Weichteildistorsion) ist ein – nach dem aktuellen Schrifttum – adäquater Begriff zur Definition und umfassenden Beschreibung eines Verletzungstypus der HWS, der typischerweise im Rahmen von Verkehrsunfällen auftritt (zur Übersicht vgl. Moorahrend 1993; Hierholzer u. Heitemeyer 1994; Kügelgen 1995; Graf-Baumann u. Lohse-Busch 1997; Hülse et al. 1997). Im Rahmen des Unfallgeschehens fährt – vereinfacht – der betreffende Fahrzeuginsasse auf ein anderes Fahrzeug (oder ein anderes Hindernis) auf oder wird angefahren. Die Fahrzeugbeschleunigung (positiv oder negativ) führt – vermittelt durch die Massenträgheit des frei beweglichen Kopfes – zu einer Flexions-Extensions-Bewegung der HWS (mit/ohne Lateralabknickung) unterschiedlichen Ausmaßes mit/ohne Kontakt zu den Innenteilen des Fahrzeugs (Kontakt-/Non-Kontakt-Verletzung, nach Hierholzer u. Heitemeyer 1994). Besonders betroffen wird damit der kraniozervikale Übergang, also die Zone der Kopfgelenke und der oberen HWS (Hülse et. al. 1997). Dabei muß man klar zwischen einer Verletzung allein im HWS-Bereich oder unter Einschluß des Kopfgelenkbereichs unterscheiden. Letztere entstehen vor allem bei – im Anprall – gedrehtem Kopf und führen zu Veränderungn an den Ligg. alaria. Dieser Verletzungstyp ist ungleich schwerwiegender und der klinische Verlauf deutlich protrahiert im Vergleich zu einer reinen HWS-Weichteildistorsion.

Synonym werden für diesen Verletzungstyp auch die Begriffe „Schleuderverletzung", „Peitschenschlagverletzung" („whip-lash injury"), „Schleudertrauma", „Abknickverletzung" etc. benutzt. Das Ausmaß der Beschleunigungsverletzung läßt sich in verschiedene Schweregrade einteilen (z. B. erstmals durch Erdmann 1973), die für Therapie und Begutachtung von Bedeutung sein können (Gutmann 1976). Erdmann hatte versucht, mit seiner Einteilung den typischen Heckaufprall zu klassifizieren. Damit weist seine Einteilung das Problem auf, daß einzelne Pathomechanismen bzw. unterschiedliche Symptomausprägungen nicht ausreichend berücksichtigt werden (s. u.).

Die Anzahl der Verletzten auf europäischen Straßen (bei 79% aller Unfälle erleidet mindestens ein Pkw-Insasse eine HWS-Verletzung, nach Hierholzer u. Heitmeyer 1994) und die sich daraus ergebenden therapeutischen Probleme (besonders bei eingetretener Chronifizierung der Beschwerden) bedingen einen Aufklärungs- und Handlungsbedarf. Hierzu bietet sich insbesondere die Manualtherapie an. Der vorliegende Exkurs soll deshalb diesem viel diskutierten Problemkreis gewidmet sein (Dvorak et al. 1994; Carette 1994; Barnsley 1994; Geiser 1993; Huber 1993; Kügelgen 1995; Graf-Baumann u. Lohse-Busch 1997; Hülse et al. 1987).

14 Pathomechanismus und Klassifizierung der Verletzungsfolgen

Bei der Beschleunigungsverletzung muß zwischen dem *Unfallmechanismus* (Beschleunigung/Schleuderung, Abknickung nach Frontal-, Heck-, Seitenkollision oder Kombinationen) und der *resultierenden Verletzung* unterschieden werden (Abb. **52**). Das *Ausmaß und der Schweregrad der eintretenden Verletzung* hängen wiederum von der sog. *„kollisionsdynamischen Belastung des Fahrzeugs"* (z. B. Deformationsausmaß, Fahrzeugverzögerung), von der aktuell eintretenden *„biomechanischen Belastung des jeweiligen Insassen"* (z. B. Insassenverzögerung durch Gurtsystem, Kopfstützen, Anprallstellen) sowie den *patientenimmanenten Faktoren* ab, wie z. B.:
– Vorschäden der HWS,
– Alter, Beruf, Konstitution, Geschlecht,
– Aufmerksamkeit im Moment des Aufpralls (Schutz durch Anspannung der Nackenmuskulatur),
– mögliche Kopf-Hals-Torsion im Moment des Anpralls (erschwerend!, typisch: Blick in den Rückspiegel beim Unfall) (nach Hierholzer u. Heitmeyer 1994).

Der letzte Faktor spielt eine entscheidende Rolle, da dadurch häufig das Ausmaß der Verletzungen im Kopfgelenksbereich (mit Verletzung der Ligg. alaria) mitbestimmt wird. Die Mitbeteiligung des Kopfgelenkbereichs führt zu einem klinisch ungleich schwereren Krankheitsbild und einem – in der Regel – deutlich protrahierten Heilungsverlauf.

Die Beschleunigungsverletzung kann zu Schäden an den Bändern, Gelenken, Bandscheiben und Muskeln der Kopf-Hals-Region (Hämatome, Überdehnungen, Faserrisse, Subluxation) führen, erst bei schweren Verletzungen treten auch Frakturen bzw. Infrakturen mit Wurzel- und Gefäßirritationen (bzw. Ein- oder Abrisse) auf (Saternus 1979). Die Weichteilverletzung ist jedoch der vorherrschende Verletzungstyp (Wolff 1981, 1982, 1996).

Nach dem klassischen Schema (Erdmann 1973) werden drei verschiedene *Schweregrade der HWS-Distorsion* nach Beschleunigungsverletzung unterschieden. Dieses Schema wurde in neuester Zeit um den Schweregrad 4 (mit tödlichem Ausgang) erweitert und mit Einzelbefunden (z. B. aus der Unfallforschung) stärker unterlegt (Tab. **10**). Kritisch bemerkt werden soll jedoch, daß sich 10% der Unfallopfer nicht in diese klassische Form einteilen lassen (nach Wolff 1996).

Dieses Schema eignet sich aus unserer Sicht zur *Quantifizierung des Verletzungsausmaßes*, während in Abhängigkeit von der *klinischen Symptomatik* folgende *Syndrome* (auch kombiniert auftretend) unterschieden werden sollen (nach Schernikau 1976; Hierholzer u. Heitmeyer 1994; Frey 1997):
– *lokales posttraumatisches Zervikalsyndrom* (Nackenschmerz, Bewegungseinschränkung, Schulter- und dorsoskapulärer Schmerz) (cervical syndrome),
– *zervikoenzephales posttraumatisches Syndrom* (Kopfschmerz, „Schwindel" – häufig als allgemeine Unsicherheit, Sehstörungen, Tinnitus, Drop attacks, Merk- und Konzentrationsstörungen) (cervicocephalic syndrome) (Krämer 1981),
– *zervikobrachiales, posttraumatisches Syndrom* (radikuläre Schmerzen in den jeweiligen Dermatomen, d. h. Daumen – C6 –, Zeigefinger – C7, Kleinfinger-C8) (cervical radiculitis),
– *zervikomedulläres, posttraumatisches Syndrom* (Kraftschwäche der unteren Extremität, Claudicatio intermittens spinalis, Darmstörungen) (cervical myelopathy).

Tabelle **10** Quantifizierung der Beschleunigungsverletzung der HWS (modifiziert nach Moorahrend 1993)

	Beschleunigungsverletzung			
	keine	leichte	schwere	tödliche
Beschwerdebild		Hals-, Kopf-, Schulter-, Armschmerzen, Bewegungseinschränkung, Schluckschmerz, vorübergehende Seh- u. Hörstörung, Hyp- bzw. Hyperästhesie, Hartspann, Gleichgewichtsstörungen	Bettlägerigkeit, Kopftrageschmerz, Depression, Gleichgewichtsstörung, kein symptomfreies Intervall, erhebliche Bewegungseinschränkung, initiale Bewußtseinsstörung	zentraler Atem- bzw. Kreislaufstillstand, Querschnittslähmung
Dauer der Beschwerden		unter 3 Wochen	Monate bis bleibend	Tod am Unfallort
Verletzungsart		Muskeleinblutungen und -risse, Bänderdehnungen, -unterblutungen, Längsbandablösungen, Einblutungen in Wirbelgelenke und Foramina	multisegmentale Schädigung, Bandscheibenschäden, Quer-, Dornfortsatz- oder Bogenbrüche, Wirbelkörperinfrakturen, Wurzel-Gefäß-Irritationen, Spinalkontusion	Hirnstamm- oder Medullakontusion bzw. -abriß, Schädelbasisringbrüche, Kopfgelenkbrüche

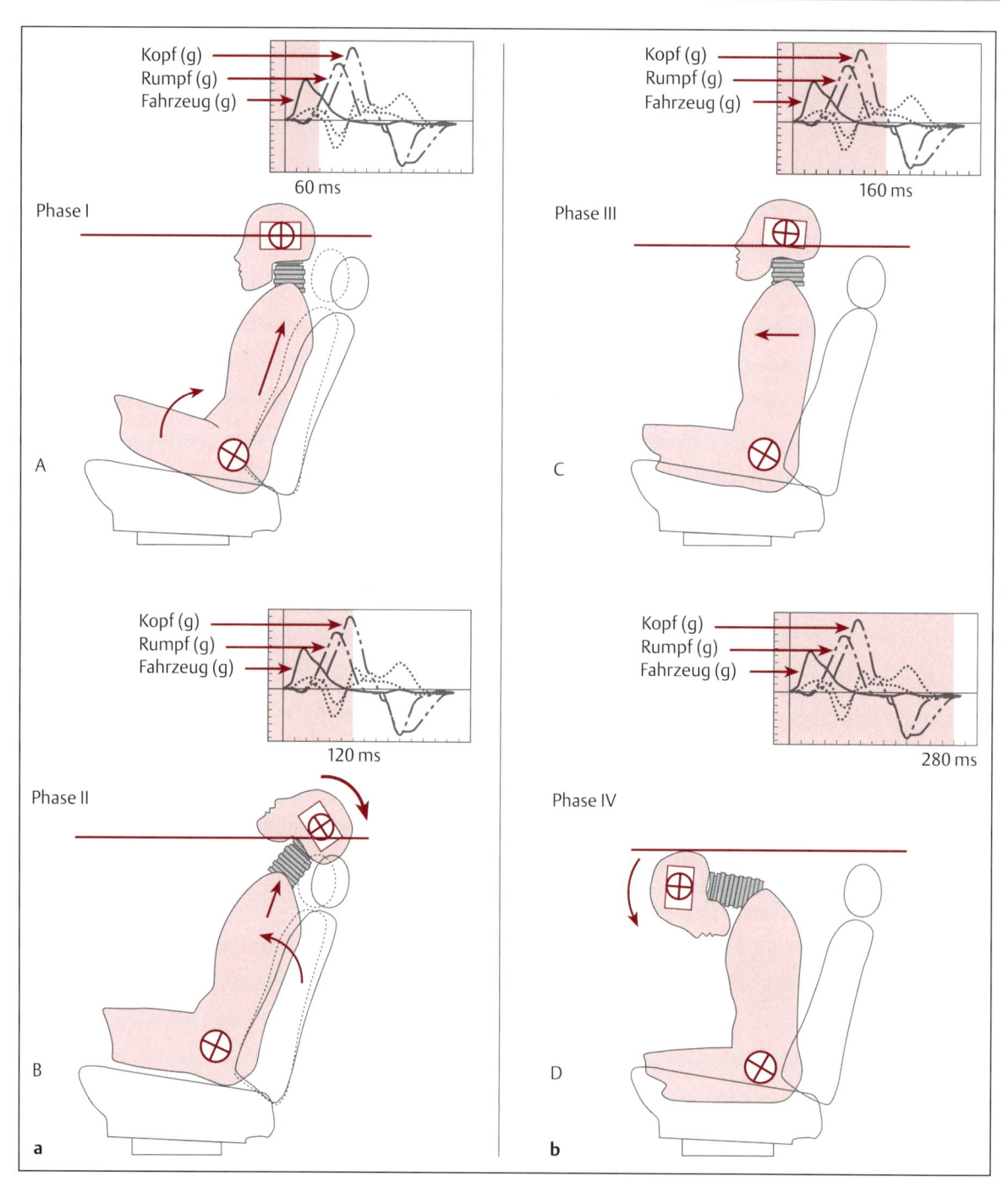

Abb. 52 Typischer Pathomechanismus im Rahmen einer Beschleunigungsverletzung (nach Foreman u. Croft).

Diese Klassifikation wird sowohl dem amerikanischen (Wiesel 1982; Teasell 1993) als auch dem deutschen Standard gerecht, zumal sie in Deutschland vom AK „Degenerative Wirbelsäulenerkrankungen" der DGOT (Krämer 1981) vorgeschlagen wurde. Eine Reihe von Symptomen, wie z. B. Globusgefühl, Nackenkopfschmerzen, Schlafstörungen, sekundäre Persönlichkeitsveränderungen durch längerdauernde Schmerzen entziehen sich der eindeutigen Einordnung bzw. Klassifikation, sind jedoch häufig beschrieben (Wolff 1996, zur Übersicht vgl. Frey 1997 und Hülse et al. 1997).

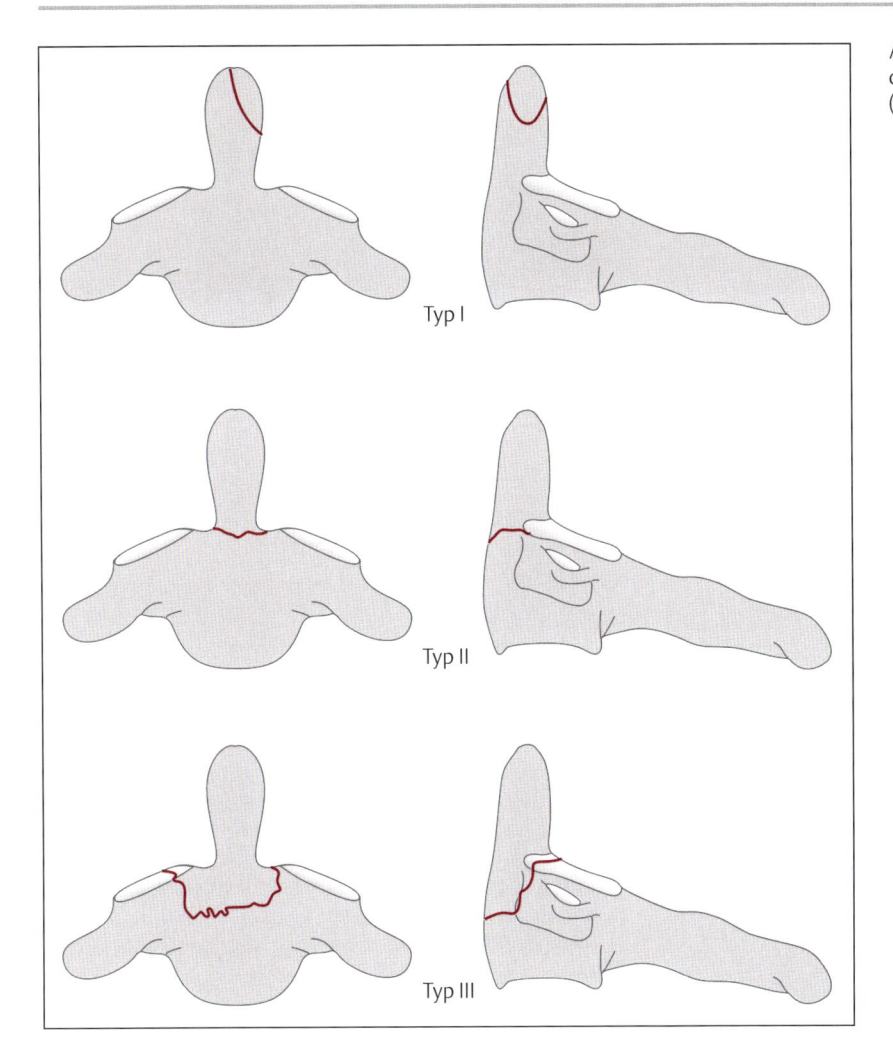

Abb. 53 Typischer Verlauf der Frakturlinien im Dens (nach Foreman u. Croft).

Typ I

Typ II

Typ III

14.1 Diagnostik der akuten HWS-Weichteildistorsion (inkl. Röntgendiagnostik)

Die Akutdiagnostik nach Beschleunigungsverletzungen sollte sich im Idealfall in mehrstufige, diagnostische Schritte gliedern (nach Moorahrend 1993):

Klinische Untersuchung des Patienten (unfallchirurgisch, neurologisch)

Bei der klinischen (unfallchirurgischen) Untersuchung sollte die *Fahndung nach knöchernen bzw. gelenkigen Verletzungen (Frakturen bzw. Luxationen)* und die Untersuchung auf Hautunterblutungen (Prellmarken) als Hinweiszeichen für die Schädigungsebene im Vordergrund stehen. Bei der (optionalen, im Bedarfsfall durchzuführenden) neurologischen Untersuchung sollten eine *segmentale Störung* (als Hinweis für eine Schädigung der Nervenwurzeln), ein *Querschnittsbild* (Hinweis für eine Rückenmarkschädigung) oder andere Defizite (Schädigungen des Hirnstamms bzw. höherer Zentren) ausgeschlossen werden.

Schädigungen der A. vertebralis (Okklusion, Dissektion) können im Anfangsstadium ohne neurologische Ausfälle auftreten und klinisch ein äußerst verschiedenes Bild bieten (von leichtem Kopfschmerz bis hin zu Apnoe und Pulslosigkeit, Herzstillstand). Deshalb empfiehlt sich im Zweifelsfall ein Magnetresonanzangiogramm (s. u.).

Röntgenologische Untersuchung des Patienten

Die Standardaufnahmen der HWS (einschl. Schrägaufnahmen) und des Schädels (2 Ebenen) sowie die Atlasaufnahmen dienen dem orientierenden Ausschluß einer knöchernen Verletzung (Adams 1992, 1993) (Abb. **53**). Bei röntgenologischen oder klinischen Auffälligkeiten (z. B. neurologischer Verdacht auf radikuläre Ausfälle, Verdacht auf Prolaps) sollte sich eine weitergehende apparative Untersuchung anschließen (Günter 1995):

Ein *Computertomogramm (mit Kontrastmittel)* bei Verdacht auf knöcherne Frakturen, ein *Kernspintomogramm* bei Verdacht auf diskoligamentäre Läsionen (insbesondere bei Verdacht auf Hämatome bzw. Ödeme im Bereich des Bandapparates, der Medulla bzw. bei Diskusprolapsen oder einer Schädigung des Kopfgelenkbereichs).

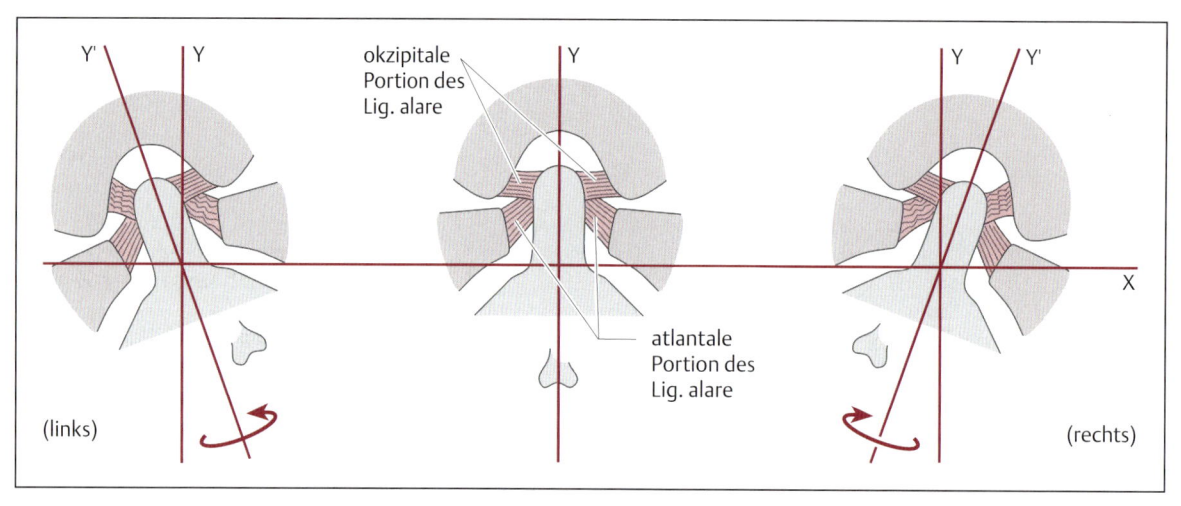

Abb. 54 Bewegungsumfang im Kopfgelenk, wie es durch die Ligg. alaria vorgegeben ist (nach Wolff).

Gehaltene *Funktionsaufnahmen* sind bei der Akutverletzung nicht indiziert. Eine *Magnetresonanzangiographie* kann bei Verdacht auf Läsion (bzw. Dissektion) im Bereich des Arteria-vertebralis-Stromgebietes erforderlich sein (ggf. mit gleichzeitiger Therapieoption, z. B. Ballonokklusion).

Im Intervall, nach Abklingen der Akutbeschwerden (nach 3 Monaten frühestens), sollte sich bei anhaltenden klinischen Beschwerden bzw. Verdacht auf diskoligamentäre Verletzung eine Funktionsaufnahme in einem Kernspintomographen anschließen (Friedburg 1997; Volle et al. 1996), um eine mögliche Schädigung der Ligg. alaria nachzuweisen (Abb. **54**).

Manualmedizinische Untersuchung des Patienten

Im (vermutlich seltenen) Idealfall sollte kurz nach Eintritt der Verletzung ein *segmentaler, manualdiagnostischer Befund* erhoben werden, um einerseits frühzeitig Funktionsdefizite aufzudecken und um andererseits gezielte Hinweise für die radiologische Untersuchung geben zu können *(Ebene und Art! der Schädigung, z. B. arthrogen, myogen, ligamentär)*. Anschließen sollte sich zudem eine funktionelle *Prüfung der Nacken-Schulter-Muskulatur* und eine *Palpation der Weichteile* (Suche nach Irritationszonen und -punkte).

15 Manualtherapeutische Erstbehandlung der HWS-Weichteildistorsion

Die manualtherapeutische Erstbehandlung ist ein erstrebenswertes Ziel bei Patienten nach durchgemachter Weichteildistorsion. Dabei unterscheidet man prinzipiell zwichen der Behandlung von Patienten mit einer reinen HWS-Weichteildistorsion und den Patienten, die einen zusätzlich traumatisierten Kopfgelenksbereich haben. Diese Patienten sollten über mehrere Wochen ruhiggestellt werden und nur langsam und vorsichtig passiv beübt werden (s. u.).

Anders verhält es sich mit der Behandlung der (reinen) HWS-Weichteildistorsion: In den letzten Jahren hat sich das Behandlungskonzept dahingehend gewandelt, daß man nach einer kurzen initialen Ruhephase möglichst bald mit der Mobilisation beginnt, um eine Chronifizierung der Erkrankung (z. B. Verkalkung der Hämatome, Bandumbau, Narbenbildung im Bandapparat) mit Beschwerdepersistenz und Ausbildung der oben beschriebenen klinischen Symptomatologie zu verhindern.

Unserer Ansicht nach sollte initial (in den ersten 6–8 Stunden posttraumatisch) mit Kälte, massiv analgetisch-antiphlogistisch für ca. 7–10 Tage (z. B. 3mal 1500 mg Paracetamol, 3mal 1 Voltaren 50 mg) behandelt werden. Eine antiödematöse Behandlung mit ein- bzw. zweimaliger Gabe von Solu-Decortin (z. B. jeweils 500 mg i. v.) kann erwogen werden.

Unserer Ansicht nach sollte der Hals in den ersten 3–5 Tagen ruhiggestellt werden, initial sollte die Zervikalstütze (möglichst „Miami J") auch nachts getragen werden. Danach sollte dosiert und unter Kontrolle des Lokalbefundes die manualtherapeutische Behandlung beginnen. Ziel ist es, unter Erhalt der muskulären Schutz- und Abwehrmechanismen vorsichtige Mobilisationen einzuleiten. Dazu bieten sich u. a. Traktionen, Automobilisationstechniken (Atem- und Blickwendetechnik), ggf. TLA an. Nach ca. 10 Tagen sollte unter Ausnutzung des Repertoires (MET, myofascial release, ggf. bereits passive Mobilisation) der Versuch einer allseitigen Verbesserung der Gelenkbeweglichkeit unternommen werden. Nach ca. 14 Tagen kann ein *erfahrener Manualtherapeut* (!) versuchen, einzelne Blockierungen durch Manipulationen zu beheben, sofern keine deutliche Abwehrspannung bzw. ein schmerzhafter Stop vorherrscht, der auf ein Persistieren der Verletzungsfolgen hinweist. Im folgenden bzw. vorbereitend auf die Manipulation empfiehlt sich u. a. die Anwendung von Atlastherapie, um den u. U. massiv ausgeprägten muskulären Hartspann der Nackenmuskulatur zu überwinden (vgl. Lohse-Busch et al. 1997).

15.1 Therapie von Folgezuständen nach Beschleunigungsverletzungen der HWS

Der *Übergang in den chronischen Verlauf* nach stattgehabter Beschleunigungsverletzung tritt zu individuell unterschiedlichen Zeitpunkten auf. Das hängt zum einen von der Schwere der Verletzung, vom Erfolg der jeweiligen Rehabilitation (auch bei sofort einsetzender Rehabilitation kann eine Chronifizierung eintreten, s. u.) und von der individuellen Konstitution ab (ältere Patienten und weibliche Patienten ohne ausreichenden Muskelmantel an der HWS neigen eher zur Chronifizierung) (Lindner 1986; Radanov et al. 1990, 1993, 1994; Weh et al. 1995). Radiologisch gesicherte, vorbestehende degenerative Erkrankungen der HWS haben ebensowenig wie psychische bzw. psychosoziale Faktoren einen regelmäßig nachvollziehbaren Einfluß auf die Chronifizierung der Erkrankung (Meenen 1994).

Wenn eine *Beschwerdepersistenz (Leitsymptom: Bewegungseinschränkung mit Bewegungsschmerz, z. T. verknüpft mit Sekundärsymptomen, wie z. B. Gangunsicherheit und Schwindel)* trotz Therapie anhält, muß etwa 6–8 Wochen nach dem Unfallereignis von einer beginnenden Chronifizierung ausgegangen werden (Dvorak et al. 1994). In einer Untersuchung zeigten Gargan und Bannister (nach Foreman u. Croft 1995), wenn 3 Monate nach dem Unfallereignis Beschwerdefreiheit besteht (in 93% der Fälle), daß diese Beschwerdefreiheit auch noch nach 2 Jahren besteht.

Im Gegensatz dazu bestanden bei 50% der Patienten, die 3 Monate nach dem Unfall über Beschwerden klagten, diese auch noch nach 2 Jahren. Bei dieser Patientengruppe besteht der hochgradige Verdacht auf eine Schädigung des Kopfgelenkbereichs. Diesem Verdacht sollte insbesondere durch gezielte MRT-Untersuchung nachgegangen werden.

Eine Reihe von Symptomen treten (z. B. bei Beschleunigungsverletzungen I./II. Grades!) zudem erst in zeitlichem Abstand zum Unfallereignis auf (Schwindelbeschwerden häufig erst nach 4–8 Wochen), so daß sie nicht immer gleich mit der HWS-Verletzung in Verbindung gebracht werden. Dies ist auch von gutachterlicher Relevanz (s. u.), gilt aber meist nicht für schwere Verletzungen.

Mögliche pathomorphologische Ursachen für dieses verzögerte Auftreten bei weniger schweren Traumen sind eine einsetzende Verkalkung von Hämatomen im Bandapparat der HWS oder eine Persistenz von diskoligamentären Störungen mit funktionellen Einschränkungen der Gelenkbeweglichkeit, zumeist begleitet von einem muskulären Hypertonus (Entstehung eines Circulus vitiosus: Schmerz – Verspannung – Blockierung usw.) (Weh et al. 1995) bzw. Bandrupturen im Bereich

Tabelle 11 Therapeutisches Vorgehen nach Chronifizierung der HWS-Beschleunigungsverletzung

Leitsymptom: Schmerz, Bewegungseinschränkung

Segmentale Minderbeweglichkeit: Manipulation

Muskulärer Hypertonus: PIR, TLA, Atlastherapie, medikamentöse Behandlung, Eisabreibungen

Zusatzbehandlung: KG, computergestützte Übungsprogramme (Balance Master)

(*Wichtig*: Ausschluß einer Kopfgelenktraumatisierung durch MRT!)

Nach ca. 1 Jahr: Kuraufenthalt mit Manualtherapie/Atlastherapie

Tabelle 12 Auftreten klinisch relevanter Störungen in unterschiedlichem zeitlichen Abstand zum Unfallereignis (nach Wolff 1996, Hierholzer u. Heitemeyer 1994)

Zeitpunkt des Auftretens nach dem Unfallereignis	Art der Störung
2–6 Monate	Sehstörungen
1–2 Monate	ungerichteter Schwindel (i.S. Unsicherheit)
1–2 Monate	Ohrgeräusche (Tinnitus)
unter 1 Monat	Hörstörung
1–2 Monate	Parästhesien sowie ausstrahlender Armschmerz
stark variierend	Inappetenz, Befindlichkeitsstörung, Globusgefühl
2–3 Monate	Stimm- und Schluckstörung

der Kopfgelenke. Die massive muskuläre Verspannung erfüllt häufig auch eine Schutzfunktion.

An dieser Stelle sollen deshalb nur die *manualtherapeutischen Möglichkeiten* einer Behandlung zur Sprache kommen, die chirurgischen Therapieoptionen werden nicht erläutert (z. B. Therapie der C1/C2-Instabilität) (Huber et al. 1993).

Zuerst wird deshalb auf die *Behandlung der Bewegungseinschränkung mit -schmerz* eingegangen (Tab. **11, 12**)

– Bei der Behandlung der *segmentalen Hypofunktion* sollten gezielte Manipulationen angewandt werden, jedoch nicht zu häufig (!) (Kontraindikation: segmentale Instabilität!, schnell wiederauftretende Blockierungen weisen darauf hin).
– Wichtig ist eine Mitbehandlung der zumeist maximal *schmerzverspannten Muskulatur* (Circulus vitiosus, s. o.). Hier bieten sich neben *krankengymnastischen Übungen* (postisometrische Relaxationsübungen etc.) besonders die *therapeutische Lokalanästhesie* (in Serien) der Muskulatur (als Quaddelung der Unterhaut, Infiltration der betroffenen Muskulatur, gleichzeitig mit Eisabreibungen) oder in erweiterter Anwendung als tiefe Infiltrationsbehandlung der HWS-Band- und -Gelenkstrukturen, an. Außerdem kann die *Atlastherapie* einen wichtigen Bewegungsgewinn vor der Impulsmobilisation vermitteln, um die schmerzverspannte Muskulatur zu detonisieren.
– Daneben sollte der Patient *Selbstübungen* betreiben (bei jüngeren Leuten auch Fitneßstudio mit ausgewähltem Übungsprogramm) sowie möglichst regelmäßig krankengymnastische Übungsbehandlung verordnet bekommen (kein Overtreatment!).
– Im Falle einer akuten Exazerbation sollten *Antiphlogistika/Antirheumatika* zusätzlich verordnet werden.
– Besonders gut sprechen unserer Erfahrung nach die Patienten auf Kuraufenthalte in *Naturmoorbädern* (z. B. Bad Schussenried) an.

Generell läßt sich sagen, daß chronifizierte HWS-Weichteilverletzungen – ähnlich wie Rheumapatienten – auf lokale bzw. generalisierte Wärmeapplikation gut ansprechen (z. B. Badeurlaub in warmen Klimaten). Zudem bewährt sich bei vielen Patienten eine intensive konservativ-orthopädische Behandlung mit manualmedizinischer Ausrichtung (z. B. Isny-Neutrauchburg, Bad Krozingen und St. Goar).

Begleitet werden sollte der Kuraufenthalt von einer intensiven krankengymnastisch/manualmedizinischen Betreuung (Kurantritt möglichst 1 Jahr nach der Verletzung).

Die Behandlung von Patienten mit einer Kopfgelenkverletzung sollte durch initiale Ruhigstellung (über mehrere Wochen), gefolgt von vorsichtigen, passiven Mobilisationen, gekennzeichnet sein. Sie erfordert viel Erfahrung und sollte nur durch spezialisierte Einrichtungen durchgeführt werden. Die oben skizzierten Richtlinien gelten in erster Linie für die HWS-Weichteildistorsion.

An dieser Stelle soll noch auf ein neueres computergestütztes Übungssystem (Balance Master, NeuroCom, Oregon) hingewiesen werden, dessen Anwendung sich besonders bei Patienten mit Schwindel und körperlicher Instabilität (u. a. nach komplexen Verletzungsmustern, u. a. HWS-Beschleunigungsverletzungen) anbietet (s. Abb. **26**). Es bietet die Möglichkeit, komplexe Bewegungsmuster zu simulieren, die der auf einer Übungsplattform stehende Patient durchführen muß. Die Patienten haben häufig isolierte Defizite im gleichgewichtserhaltenden System (Rubin 1995; Moser 1977; Neuhuber 1992), was sie nachhaltig im Alltag beeinträchtigt (leichte Unsicherheit bis zu schweren Gangstörungen). Dies wird nachvollziehbar, wenn man die vielfachen Verschaltungen des Gleichgewichtssystems mit den Rezeptoren des Nackenfeldes und anderen Kerngebieten berücksichtigt (Abb. **55**). Teilweise dürfen die Betroffenen kein Fahrzeug mehr führen (Führerscheinentzug wegen mangelnder Tauglichkeit) oder sind psychosozial stigmatisiert (Verdacht auf Alkoholabusus bei Gangstörung). Sie sind besonders auf den visuellen Input angewiesen, ohne den sie häufig (z. B. im Dunkeln) instabil werden (Rubin et al. 1995).

Die Natur der vestibulären Störung ist noch nicht völlig aufgeklärt, u. U. spielt eine Otolithenkomponente mit eine Rolle.

Die Patienten müssen klare Verhaltensmaßregeln im Alltag befolgen.

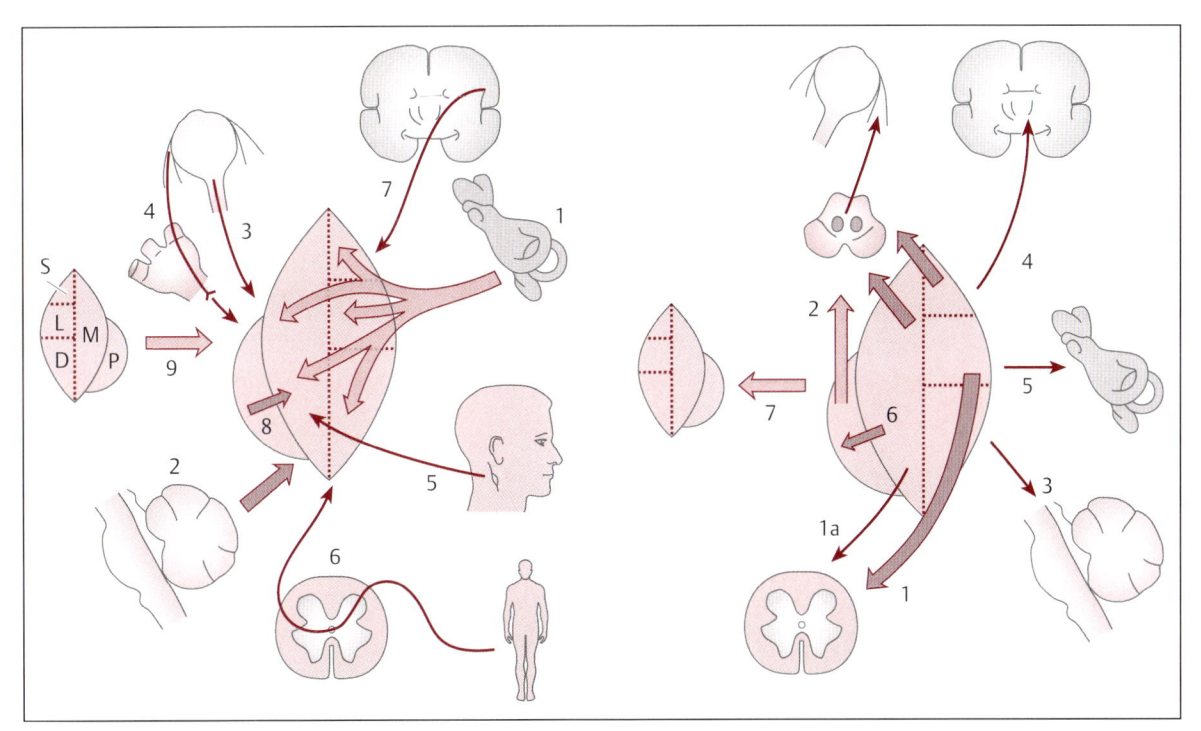

Abb. 55 Zusammenfassung der wichtigsten afferenten *(links)* und efferenten *(rechts)* Verbindungen der Vestibulariskerne. Afferenzen: 1 vom Labyrinth, 2 vom Kleinhirn, 3 aus der Retina, 4 Spindelafferenzen aus Augenmuskeln (über N. opthalmicus und sensorische Trigeminuskerne), 5 Halsmuskelafferenzen, 6 spinovestibuläre Bahnen (Afferenzen aus gesamten Körper), 7 direkte und indirekte Afferenzen aus dem Kortex, 8 aus perihypoglossären Kernen, 9 vom Vestibularkernkomplex der Gegenseite; Efferenzen: 1 zum Rückenmark: Tractus vestibulospinalis lateralis, 1 a Tractus vestibulospinalis medialis, 2 zu Augenmuskelkernen, 3 zu Kleinhirn und Formatio reticularis, 4 vestibulothalamokortikale Bahn, 5 zum Labyrinth, 6 zu den perihypoglossären Kernen, 7 zum Vestibularkernkomplex der Gegenseite. S Nucleus vestibularis superior, M medialis, L Lateralis, D descendens, P Nucleus praepositus hypoglossi (nach verschiedenen Quellen; mod. u. a. nach Brügger 1962, aus Neuhuber 1992).

Empfehlungen für Patienten mit HWS-bedingtem Schwindel:

„Ihr Arzt hat bei Ihnen Schwindelbeschwerden diagnostiziert, die auf eine Beteiligung der Halswirbelsäule (HWS) schließen lassen. Sie könen die medikamentöse Therapie wirkungsvoll unterstützen, indem Sie eine Überstreckung der HWS vermeiden und die folgenden Empfehlungen beachten.

- Beim Lesen, Handarbeiten, Fernsehen, Autofahren öfter eine Pause machen.
- Keine abrupten Drehbewegungen des Kopfes – besser den ganzen Körper drehen.
- Zugluft am unbedeckten Hals vermeiden – tragen Sie Schals und Kragen.
- Beim Liegen kleines Kissen im Nacken benutzen, keine Bauchlage.
- Beim Laufen Kinn senken, beim Radfahren Lenker hochstellen.
- Nicht über Kopfhöhe arbeiten – besser Leiter oder Stuhl benutzen.
- Im Theater oder Kino nicht in den ersten Reihen – besser hinten sitzen.
- Beim Trinken aus der Dose oder Flasche besser einen Strohhalm benutzen.
- Haare im Stehen unter der Dusche waschen und nicht im Waschbecken.
- Tägliche Halsmuskelübungen:
  leichte Kopfvorneigung als Ausgangsstellung (Kinn senken)
  a) Der Kopf wird gegen die seitlich aufgelegte Hand gedrückt. Es spannen sich die seitlichen Halsmuskeln.
  b) Verschränken der Hände hinter den Kopf. Anpressen des Hinterkopfes gegen die Hände. Es spannt sich der hintere Halsmuskel.
  c) Beide Handflächen gegen die Stirn legen. Anpressen der Stirn gegen die Hände. Es spannen sich die vorderen Halsmuskeln."

15.2 Hilfe durch Selbsthilfe-Patientenorganisationen

Viele Patienten klagen darüber, daß sie bei erfolgter Chronifizierung der Verletzung mit den physischen und psychischen Folgezuständen ihrer Verletzung alleingelassen werden. Die Klagen sind nicht immer unbegründet, wie die medizinische Praxis zeigt. Aus diesem Grunde haben sich eine Reihe von Patienten zur Selbst-

hilfe entschlossen. An dieser Stelle seien nur zwei wichtige Gruppen im deutschsprachigen Raum genannt, obwohl es andere gibt und auch im deutschsprachigen Ausland (Österreich) Neugründungen angestrebt werden:
- Schleudertrauma-Verband (Schweiz)
  Ulrichstr. 14, CH – 8032 Zürich
  Info-Tel.: 00 41/13 88/57 22, Fax 00 41/13 88/57 10.
- HWS-Verletzten-Forum e. V. (Deutschland)
  Kontaktadresse: Frau M. Pinske
  Kaiserstr. 26
  31311 Uetze
  Tel./Fax: 0 51 73/67 72.

16 Gutachterliche Aspekte von Beschleunigungsverletzungen der Halswirbelsäule

Die gutachterliche Beurteilung von Unfallfolgen nach Beschleunigungsverletzungen der HWS erfolgt in Deutschland zuerst durch *Unfallchirurgen oder Orthopäden*. Deren Befundung stützt sich auf die *objektivierbaren Folgezustände*, die mit Hilfe der klinischen Untersuchung (inkl. Messung der Bewegungsausschläge im HWS-Bereich) erhoben werden können. Die *radiologischen Zusatzuntersuchungen* dienen dem Nachweis der *knöchern-gelenkigen* (Frakturen und Folgezustände, Luxationen), *diskoligamentären* (Bandscheibenprolaps, Veränderungen des Bandapparates mit Einrissen, verkalkten Hämatomen) Verletzungsfolgen (cave Fehlinterpretationen: Risser u. Bauer 1992). Neben der CT/MRT-Schichtdiagnostik (Schröder et al. 1995) kommen hier Funktionsaufnahmen zur Anwendung, um das Ausmaß der möglichen Bewegungsausschläge zu dokumentieren, wobei erhebliche interindividuelle Variationen möglich sind (Schön u. Braunsdorf 1992), die klar von Verletzungsfolgen abgegrenzt werden müssen (Risser u. Bauer 1992).

Übereinstimmend wird in der Literatur darauf verwiesen, daß die *gutachterliche Bewertung um so eindeutiger ausfällt, je schwerer die Verletzung war,* je klarer damit morphologische Substrate als objektivierbare Unfallfolgeschäden nachweisbar sind (Zenner 1987; Wolff 1988a). Eine MdE- (oder GdB-)Bewertung gelingt zumeist, auch wenn die von Rompe und Fraunhofer vorgeschlagenen MdE-Richtlinien in Abhängigkeit von der Schwere der Verletzung nicht schematisch übertragen werden sollten (Wolff 1996).

Die „Grauzone" der Beurteilung liegt bislang im Bereich der Defektheilungen, d. h. der Beschwerdepersistenz bei nichtknöchernen Veränderungen. Wesentliche Erleicherung hat hier die Einführung der MRT-Diagnostik im Kopfgelenkbereich erbracht, was eine Reihe von Fragen beantworten hilft (zur Übersicht vgl. Liebig u. Rothaupt 1997; Friedburg 1997). Um eine Checkliste für die Begutachtung an die Hand zu geben, sollten folgende Punkte neben der Fachbegutachtung berücksichtigt werden:
- MRT-Diagnostik der HWS und des Kopfgelenkbereichs,
- Unfallmechanismus (inkl. Kopfstellung beim Unfall!),
- Erstbefundung nach dem Unfall.

Rothaupt u. Liebig (1997) haben die einzelnen Faktoren in einer aktuellen Übersichtsarbeit zusammengefaßt und die Bedeutung der Kopfgelenkverletzung hervorgehoben, die bei der Chronifizierung wesentlich die Schwere und die Dauer der Erkrankung bestimmt.

Degenerativ-knöcherne Vorschäden sollen – wenn überhaupt – nur bei der Entstehung von Tinnitus von Bedeutung sein (Meenen et al. 1994).

Tabelle **13** Untersuchungsgang im Rahmen der HNO-ärztlichen Begutachtung bei Beschleunigungsverletzungen der HWS (aus H. D. Wolff: Neurophysiologische Aspekte des Bewegungssystems. Springer, Berlin 1996)

HNO-ärztliche Untersuchung, inkl. Trommelfellmikroskopie	
Audiologisch-neurootologische Diagnostik	
Reintonaudiogramm	kalorische Prüfung (ENG)
Sprachaudiogramm	Lage- und Lagerungsproben
Tinnitusbestimmung	Prüfung vestibulospinaler Reaktionen
Ableitung von TEOAEs	(klassisch: Romberg, Unterberger) (modern: Kraniokorporographie, Posturographie) möglichst: Otolithentests
Manualdiagnostische Befunderhebung	

Latente oder klinisch bereits auffällige Bandscheibenveränderungen sowie mögliche *Zeitintervalle zwischen dem Unfall und dem Eintritt der Beschwerden* sind bei der Begutachtung zu berücksichtigen.

Häufig sind *Zusatzbegutachtungen* durch andere Fachgebiete erforderlich. Wir möchten hervorheben, *wie klärend und hilfreich ein mit manualdiagnostischer Befundung und nachfolgender Interpretation versehenes Gutachten in solchen Fällen sein kann* (vgl. Arzt u Recht, in Manuelle Medizin 31, Heft 1, 1993, II-VI und zur Übersicht: Graf-Baumann et al. 1997).

Neben einer *neurologischen* (Wurzelreizsyndrome, Begutachtung von Ausfällen) sowie *psychosomatischen* (Beurteilung kognitiver bzw. affektiver Störungen, Entwicklung sekundär-depressiver Verstimmung) Begutachtung ist eine *HNO-ärztliche Stellungnahme* bei diesen Patienten wichtig, da bei nahezu allen chronifizierten Folgezuständen nach Beschleunigungsverletzungen (unsystematische) *Schwindelbeschwerden* (mit erheblicher Beeinträchtigung des Alltags der Patienten) und in etwa einem Drittel *Ohrgeräusche* angegeben werden (Chester 1990; Carette 1994).

An die HNO-ärztliche Untersuchung sollte sich die apparative Diagnostik anschließen (Tab. **13**).

Am häufigsten gestört erwies sich im Rahmen der Gleichgewichtsdiagnostik die *Untersuchung der vestibulospinalen Reaktionen (Test nach Romberg und Unterberger),* da bei fast allen Patienten eine normale kalorische Erregbarkeit des peripheren Rezeptororgans gefunden wird (häufig: Übererregbarkeit). Der Objektivierung dient in diesem Zusammenhang *(auch um Aggravation und Simulation zu eliminieren)* die *dynamische Posturographie* (s. Abb. **26**). Bei diesem Verfahren werden die vestibulären, vestibulospinalen (somatosensorischen) und okulomotorischen (visuellen) Anteile des gleichgewichtserhaltenden Systems einzeln untersucht, um daraus Rückschlüsse auf die Art der Störung zu ziehen. Erwartungsgemäß findet sich nach Beschleunigungsverletzungen der HWS häufig eine Bevorzugung des visuellen Inputs zur Gleichgewichtsstabilisierung, da die vestibulospinalen (bereits erkennbar im Unterberger- und Romberg-Test) und in seltenen Fällen auch die vestibulären (kalorische Prüfbarkeit der peripheren Rezeptororgane) Funktionen (Übererregbarkeit!) gestört sind. Deshalb sind diese Patienten nachts bzw. mit geschlossenen Augen häufig desorientiert. Zusätzlich sollte eine Otolithenkomponente des Schwindels ausgeschlossen werden (z. B. Fitzgerald 1995). Die Bewertung der Folgezustände am Gleichgewichtsorgan gelingt meist gut, wobei den Richtlinien von Stoll (in Feldmann 1994) gefolgt werden sollte. Bei der Bewertung der Ohrgeräusche (Tinnitus) ist eine Zusatzbegutachtung (psychiatrisch oder psychosomatisch) teilweise erforderlich. Die auftretende Hörminderung ist zumeist gering. Auffällig und statistisch signifikant ist jedoch der Abbruch des TEOAE-Musters ab 2 bzw. 3 kHz bei reintonaudiometrisch normalem Auditus (s. Abb. **24**). Dies ist vermutlich die Folge einer durch das Trauma gestörten zentralen (efferenten) Verarbeitung akustischer Information (Raglan et al. 1997).

Durch das Vorliegen von funktionsdiagnostischen Befunden mit charakteristischen Störungsmustern wird eine realistische MdE-Einschätzung auf dem HNO-Gebiet in der Regel möglich.

Literatur

Abenhaim, L., A.M. Bergeron: Twenty years of randomized clinical trials of manipulative therapy for back pain: a review. Clin. Invest. Med. 15 (1992) 527–535

Adams, V.I.: Neck injuries: Atlantoaxial dislocation. J. For. Sci. 37 (1992) 565–573

Adams, V.I.: Neck injuries: III. Ligamentous injuries of the craniocervical articulation without occipito-atlantal or atlantoaxial facet dislocation. J. For. Sci. 38 (1993) 1097–1104

Barnsley, L., S. Lord, N. Bogduk: Whiplash Injury – A clinical review. Pain 58 (1994) 283–307

Baumgartner, P., et al.: Grundbegriffe der Manuellen Medizin. Springer, Berlin 1993

Becker-Hartmann, S.: Hautsensibilitätsmessungen bei Funktionsstörungen von Wirbel- und Costotransversalgelenken. Manuelle Medizin 28 (1990) 101–104

Biedermann, H.: Zur Diskussion gestellt: Die Zervikolumbalgie. Manuelle Medizin 30 (1992) 20–25

Biedermann, H.: Das KISS-Syndrom der Neugeborenen und Kleinkinder. Manuelle Medizin 31 (1993) 91–107

Biedermann, H.: Diskussionsbemerkung zum Beitrag von A. Cramer (Gezielte manuelle Beeinflussung der oberen Atlasgelenke). Manu. Med. 33 (1995) 23–25

Biesinger, E.: Vertigo caused by disorders of the cervical vertebral column. Adv. Oto-Rhino-Laryngol. 39 (1988) 44–51

Biesinger, E.: Krankengymnastik und HNO-Heilkunde: Von der HWS beeinflußte Krankheitsbilder in der HNO-Heilkunde. Krankengymnastik 40 (1988) 923–935

Biesinger, E.: Funktionelle Störungen der HWS in ihrer Bedeutung für die HNO-Heilkunde. In Ganz, H., W. Schätzle (Hrsg.): HNO Praxis Heute. Springer, Berlin 9 (1989) 129–147

Biesinger, E.: Konservative und funktionelle Behandlung der HWS. HNO 38 (1990) 77–79

Biesinger, E.: Chirotherapeutische Faktoren bei Erkrankungen in der HNO-Heilkunde (I). HNO aktuell 1 (1993) 299–304

Biesinger, E.: Chirotherapeutische Faktoren bei Erkrankungen in der HNO-Heilkunde (II). HNO aktuell 1 (1993) 347–351

Biesinger, E.: Das C2/C3-Syndrom – Der Einfluß zervikaler Afferenzen auf HNO-ärztliche Krankheitsbilder. Manu. Med. 35 (1997) 12–20

Biesinger, E., M. Schrader, B.P. Weber: Die Osteochondrose der Halswirbelsäule als Ursache von Globusgefühl und Dysphagie. HNO 37 (1989) 33–35

Biesinger, E., C. Heiden: Ohrenschmerz und Funktionsstörungen der HWS. HNO 42 (1994) 207–213

Bischoff, H.P.: Zur Vermeidung von Fehlern und Gefahren bei Manipulationsbehandlungen an der HWS. Manu. Med. 31 (1993) XXII-XXV

Böhm, B., B. Lück: Krankengymnastische Übungspläne. Thieme, Stuttgart 1979

Böhmer, A.: Schwindel – neurotologische Untersuchung für die Praxis. Manu. Med. 30 (1992) 58–61

Brügel, F.J., K. Schorn: Zervikaler Tinnitus nach HWS-Behandlung. Laryngo-Rhino-Otol. 70 (1991) 321–325

Carette, S.: Whiplash injury and chronic neck pain. N. Engl. J. Med. 330 (1994) 1083–1084

Chester, J.B.: Whiplash, postural control and the inner ear. Spine 16 (1990) 716–720

Christ, B.: Formmerkmale, Lagebeziehungen und Entwicklung der oberen HWS. In Graf-Baumann, T., H- Lohse-Busch: Weichteildistorsionen der oberen HWS. Springer, Berlin 1997 (S. 3–38)

Christ, B., H.J. Jacob, R. Seifert: Über die Entwicklung der zerviko-okzipitalen Übergangsregion. In Homann, D., B. Kügelgen, K. Liebig (Hrsg.: Neuroorthopädie 4, Springer, Berlin 1988 (S. 13–22)

Coenen, W.: Manualmedizinische Diagnostik und Therapie bei Säuglingen. Manu. Med. 34 (1996a) 108–114

Coenen, W.: Die sensomotorische Integrationsstörung. Manu. Med. 34 (1996b) 141–146

Decher, H.: Die zervikalen Syndrome in der HNO-Heilkunde. Thieme, Stuttgart 1969

Delank, H.W.: Klinisch-neurologische Diagnostik nach Schleudertraumen der HWS. Hefte Unfallheilkd. 110 (1972) 34–38

Dreher-Edelmann, G.: Gymnastik für Halswirbelsäule und Schulter-Brustbereich. Fischer, Stuttgart 1992

Dvorak, J., T. Graf-Baumann, W. Gilliar, G. Sitzer, L. Mohn: Manuelle Medizin in den USA 1991. Manu. Med. 29 (1991) 73–76

Dvorak, J., V. Dvorak: Checkliste Manuelle Medizin. Thieme, Stuttgart 1990

Dvorak, J., Th. Ettlin, G. Jenzer, J. Mürner, B.P. Radanov, F. Walz: Standortbestimmung zum Zustand nach Beschleunigungsmechanismus an der HWS. Z. Unfallchir. Vers.med. 87 (1994) 86–90

Eder, M., H. Tilscher: Chirotherapie. Vom Befund zur Behandlung. Hippokrates, Stuttgart 1990

Elies, W.: HWS-bedingte Hör- und Gleichgewichtsstörungen. HNO 32 (1984) 485–490

Ellestadt, S.M., R.V. Nagle, D.R. Boesler, M.A. Kilmore: Elektromyographische und Hautwiderstandsreaktionen auf die osteopathische manipulative Behandlung des Kreuzschmerzes. Manu. Med. 28 (1990) 7–12

Erdmann, H.: Die Schleuderverletzung der HWS. Hippokrates, Stuttgart 1973

Falkenau, H.-A.: Chirotherapie der cervicalen Syndrome in der Hals-Nasen-Ohren-Heilkunde. HNO 25 (1977) 269–272

Feldmann, H.: Das Gutachten des HNO-Arztes. Thieme, Stuttgart 1994

Fitzgerald, D.C.: Persistent dizziness following head trauma and perilymphatic fistula. Arch. Phys. Med. Rehabil. 76 (1995) 1017–1020

Flehmig, J.: Normale Entwicklung des Säuglings und ihre Abweichungen. Thieme, Stuttgart 1983, 5. Aufl. 1996

Foreman, S.M., A.C. Croft: Whiplash injuries. The cervical acceleration/deceleration syndrome. Williams & Wilkins, Baltimore 1995

Frey, M.: Langzeitsymptome nach HWS-Weichteildistorsion. In Graf-Baumann, T., H. Lohse-Busch: Weichteildistorsionen der oberen HWS. Springer 1997 (S. 81–88)

Friedburg, H., T. Nagelmüller: Welchen Beitrag vermögen CT und MRT zur posttraumatischen Beurteilung der Kopf-Hals-Region liefern? In Graf-Baumann, T., H. Lohse-Busch: Weichteildistorsionen der oberen HWS. Springer, Berlin 1997 (S. 135–152)

Frisch, H.: Programmierte Untersuchung des Bewegungsapparates. Springer, Berlin 1988

Frisch, H.: Programmierte Therapie am Bewegungsapparat. Springer, Berlin 1995

Graf-Baumann, T., et al.: Qualitätssicherung, Aufklärung und Dokumentation in der Manuellen Medizin/Chirotherapie. Manu. Med. 32 (1994)

Graf-Baumann, T., H. Lohse-Busch: Manuelle Medizin – Behandlungskonzepte bei Kindern. Manu. Med. 34 (1996) 107

Graf-Baumann, T., H. Lohse-Busch: Weichteildistorsionen der oberen HWS. Springer Berlin 1997

Graf-Baumann, T., H.D. Wolff, P. Buchheim: Weichteildistorsionen der oberen HWS : Prinzipien der Begutachtung. In Graf-Baumann, T., H. Lohse-Busch: Weichteildistorsionen der oberen HWS. Springer (1997) S. 211 – 217

Greenman, P.E.: Prinzipien der Manipulation der HWS. Manu. Med. 31 (1993) 69–76

Günter, P.: Der interessante Fall – Katamnese. Manu. Med. 33 (1995) 98

Gutmann, G.: Die obere HWS im Krankheitsgeschehen. Neural-Medizin 1 (1953) 1–24

Gutmann, G.: Halswirbelsäule und Hals-Nasen-Ohrenkrankheiten. HNO 16 (1968) 289–298

Gutmann, G.: Die Schleuderverletzung der HWS. Manu. Med. 14 (1976) 17–27

Haid, T.: Vestibularisprüfung und vestibuläre Erkrankungen. Springer, Berlin 1990

Hanna, M., H. Tilscher, C. Weich: Computerisierte Dokumentation von klinischen und manuellen Befunden. Manu. Med. 29 (1991) 1–7

Harris, M.B., M.J. Duval, J.A. Davis, P.M. Bernini: Anatomical and roentgenographic features of atlanto-occipital instability. J. Spinal Disord. 6 (1993) 5–10

Hierholzer, G., U. Heitmeyer: Schleudertrauma der HWS. Thieme, Stuttgart 1994

Huber A., H. Beran, J. Trenkler, A. Hager, A. Witzmann, J. Fischer: Das Schleudertrauma der HWS aus neurochirurgischer, traumatologischer und psychologischer Sicht. Neurochirurgia 36 (1993) 51–55

Hülse, M.: Die Gleichgewichtsstörung bei funktioneller Kopfgelenkstörung – Klinik und Differentialdiagnostik. Manu. Med. 19 (1981) 92–98

Hülse, M.: Die zervikalen Gleichgewichtsstörungen. Springer, Berlin 1983

Hülse, M.: Objektivierung einer durch Halstorsion provozierten Sehstörung. Manu. Med. 28 (1990) 23–27

Hülse, M.: Die zervikale Dysphonie. Manu. Med. 30 (1992) 66–73

Hülse, M.: Die zervikogene Dysphonie. Eur. Arch. Oto-Rhino-Laryngol., Suppl. II (1994) 209–213

Hülse, M., W.L. Neuhuber, H.D. Wolff: Der kranio-zervikale Übergang. Springer, Berlin 1997

Huguenin, F., A. Hopf: Die dynamische Untersuchung der Subokzipitalregion (Kopfgelenke) mit der Methode der Magnetresonanz. Manu. Med. 31 (1993) 82–84

Kamieth, H.: Das Schleudertrauma der Halswirbelsäule. Grundlagen, röntgenologische Differentialdiagnostik und Röntgendiagnostik. Hippokrates, Stuttgart 1990

Konrad, K., F. Gerencser: Manuelle Therapie bei Schwindelpatienten. Manu. Med. 28 (1990) 62–64

Krämer, G., H.C. Hopf: Zerebrale Störungen nach isolierten „HWS-Schleudertraumen" (zerviko-zephalen Beschleunigungstraumen). Akt. Traumatol. 11 (1981) 114–119

Krämer, J.: Zur Terminologie und Epidemiologie der Zervikalsyndrome. Z. Orthop. 119 (1981) 593

Kügelgen, B.: Distorsion der Halswirbelsäule. Springer, Berlin 1995

Lewit, K.: Kopfgelenke und Gleichgewichtsstörung. Manu. Med. 24 (1984) 26–29

Lewit, K.: Manuelle Medizin. Barth, Leipzig 1992

Lindner, H.: Zur Chronifizierung posttraumatischer Zustände der HWS und der Kopfgelenke. Manu. Med. 24 (1986) 77–80

Lohse-Busch, H.: Prinzipien der Metamermedizin. Manu. Med. 27 (1989) 4–7

Lohse-Busch, H.: Ein palpatorischer Test zur Diagnostik von Verletzungen der Ligg. alaria. In Graf-Baumann, T., H. Lohse-Busch: Weichteildistorsionen der oberen HWS. Springer 1997 (S. 113–118)

Lohse-Busch, H., M. Kraemer: Atlastherapie nach Arlen – heutiger Stand. Manu. Med. 32 (1994) 153–161

Lohse-Busch, H., M. Kraemer, U. Reime: Möglichkeiten der Rehabilitation von zerebralparetisch bedingten Bewegungsstörungen bei Kindern mit den Mitteln der Manuellen Medizin. Manu. Med. 34 (1996) 116–127

Lohse-Busch, H., M. Kraemer, U. Reime: Die chronifizierte Weichteilverletzung der oberen HWS in der Rehabilitation. In Graf-Baumann, T., H. Lohse-Busch: Weichteildistorsionen der oberen HWS. Springer 1997 (S. 201–208)

Mahlstedt, K., M. Westhofen, K. König: Zur Therapie funktioneller Kopfgelenksstörungen bei Vestibularisaffektionen. Laryngo-Rhino-Otol. 71 (1992) 246–250

Meenen, N.M., A. Katzer, S.W. Dihlmann, S. Held, I. Fyfe, K.-H. Jungblut: Das Schleudertrauma der HWS – über die Rolle degenerativer Vorerkrankungen. Unfallchirurgie 20 (1994) 138–148

Moorahrend, U.: Die Beschleunigungsverletzung der HWS. Fischer, Stuttgart 1993

Moser, M., H. Simon: Der Zervikalnystagmus als objektiver Befund beim HWS-Syndrom und seine Beeinflußbarkeit durch Manualtherapie. HNO 25 (1977) 265–268

Naumann, H. H.: Differentialdiagnostik in der HNO-Heilkunde. Thieme, Stuttgart 1990

Neuhuber, W.L., S. Bankoul: Der Halsteil des Gleichgewichtsapparates – Verbindung zervikaler Rezeptoren zu Vestibulariskernen. Manu. Med. 30 (1992) 53–57

Neumann, H.-D.: Manuelle Medizin. Eine Einführung in Theorie, Diagnostik und Therapie. Springer, Berlin 1989

Norre, M.E.: Der Zervikalnystagmus und die Gelenkblockierung. Manu. Med. 14 (1976) 45–51

Petterson, K., C. Hildingsson, G. Toolanen, M. Fagerlund, J. Björnebrink: MRI and neurology in acute whiplash trauma. Acta orthop. scand. 65 (1994) 525–528

Piganiol, G., P. Trouilloud, D. Binnert, F. Huguenin: Zur dreidimensionalen Rekonstruktion des Funktions-CT der subokzipitalen Region bei segmentaler Funktionsstörung. Manu. Med. 32 (1994) 162–164

Radanov, B.P., J. Dvorak, L. Valach: Folgezustände der Schleuderverletzung der Halswirbelsäule. Manu. Med. 28 (1990) 28–34

Radanov, B.P., M. Sturzenegger, G. DiStefano, A. Schnidrig, M. Mumenthaler: Ergebnisse der einjährigen Verlaufsstudie nach HWS-Schleudertrauma. Schweiz. med. Wschr. 123 (1993) 1545–1552

Radanov, P., M. Sturzenegger, G. DiStefano: Vorhersage der Erholung nach HWS-Distorsion. Orthopäde 23 (1994) 282–286

Raglan, E., D. Prasher, B. Ceranic: Abnormalities of the efferent control of cochlear mechanics in patients with minor head injury. 3rd European Conference on Audiology Prague, Abstracts, p. 184 (1997)

Risser, D., G. Bauer: Zum falsch positiven Röntgenbefund bei der Begutachtung des Schleudertraumas der Halswirbelsäule. Beitr. Gerichtl. Med. (Wien) 50 (1992) 297–300

Rothhaupt D., K. Liebig: Diagnostik, Analyse und Bewertung von Funktionsstörungen der oberen HWS im Rahmen von Beschleunigungsverletzungen unter Einsatz der Kernspintomographie. Orthopäde 23 (1994) 278–281

Rothhaupt D., K. Liebig: Stellenwert diagnostischer Maßnahmen bei der HWS-Beschleunigungsverletzung. Manu. Med. 35 (1997) 66–77

Rubin, A.M., S.M. Woolley, V.M. Dailey, J.A. Goebel: Postural stability following mild head or whiplash injuries. Amer. J. Otol. 16 (1995) 216–221

Sachse, J., M. Berger: Zervikale Rotationsmobilisation durch Blickfolgebewegungen. Manu. Med. 29 (1991) 47–50

Saternus, K.S.: Die Verletzung von HWS und Halsweichteilen. Hippokrates, Stuttgart 1979

Scherer, H.: Das Gleichgewicht. Springer, Berlin 1997

Schernikau, H.: Über das enzephale Syndrom nach HWS-Trauma im Kindesalter. Pädiatr. Grenzgeb. 15 (1976) 153–156

Schneider, W., J. Dvorak, V. Dvorak, T. Tritschler: Manuelle Medizin. Therapie. Thieme, Stuttgart 1986

Schön, R., W.E. Braunsdorf: Zur Frage der Instabilität des atlantodentalen Gelenks als Traumafolge. Unfallchirurg 95 (1992) 215–218

Schröder, R.J., T. Vogl, N. Hidajat, N. Südkamp, N. Haas, R. Felix: Vergleich der diagnostischen Bedeutung von CT und MRT bei Halswirbelsäulenverletzungen. Akt. Radiol. 5 (1995) 197–202

Seifert, K.: Cervical-vertebragene Schluckschmerzen in der HNO-Heilkunde. Manu. Med. 19 (1981) 85

Seifert, K.: Zur Bedeutung der manuellen Medizin für die Hals-Nasen-Ohren-Heilkunde. HNO 30 (1982) 431–439

Seifert, K.: Peripher-vestibulärer Schwindel und funktionelle Kopfgelenksstörung. HNO 35 (1987) 363–370

Seifert, K.: Das sogenannte Globussyndrom. Therapiewoche 39 (1989) 3123–3126

Seifert, K.: Funktionelle Störungen des kraniozervikalen Übergangs und HNO-ärztliche Beschwerden – eine Standortbestimmung. HNO 37 (1989) 443–448

Seifert, K.: Zur Differentialdiagnose und Therapie des vertebragenen Schwindels. Laryngo-Rhino-Otol. 69 (1990) 394–397

Seifert, K.: Theoretische Grundlagen und Systematik der Manualtherapie. Europ. Arch. Oto-Rhino-Laryngol. Suppl. II (1994) 202–208

Smolenski, U.: Manuelle Medizin und andere Verfahren – Hochfrequenzthermotherapie, Kurzwelle und Ultraschall. Manu. Med. 34 (1996) 209–218

Stodolny, J., H. Chmielewski: Manuelle Therapie bei der Behandlung von Patienten mit zervikaler Migräne. Manu. Med. 29 (1991) 51–54

Stoll, W., D. R. Matz, E. Most: Schwindel und Gleichgewichtsstörungen. Diagnostik – Klinik – Therapie. Thieme, Stuttgart 1986, 2. Aufl. 1992

Teasell, R.W., A.P. Shapiro: Cervical flexion-extension whiplash injury. Spine 7 (1993) 329–571

Thabe, H.: Die Elektromyographie als Befunddokumentation bei der Therapie von Kopfgelenks- und Kreuzdarmbeingelenksblockierungen. Manu. Med. 20 (1982) 131-136

Thabe, H.: Elektromyographische Befunde bei Kopfgelenks- und Kreuzdarmbeingelenksblockierungen. Orthop. Prax. 19 (1983) 108–117

Thiel H.: Effect of various head and neck positions on vertebral artery blood flow. Clin. Biomech. 9 (1994) 105–110

Tilscher, H., M. Eder: Infiltrationstherapie. Hippokrates, Stuttgart 1991

Uhlemann, C., K.H. Gramowski, U. Endres, R. Callies: Manuelle Diagnostik und Therapie beim halsbedingten Schwindel. Manu. Med. 31 (1993) 77–82

Volle, E., P. Kreisler, H.D. Wolff, M. Hülse, W.L. Neuhuber: Funktionelle Darstellung der Ligamenta alaria in der Kernspintomographie. Manu. Med. 34 (1996) 9–14

Weh, L., B. Bigdeli-Azari, J. Dallmer, J. Sablotny: Persistierende Motilitätsstörungen nach zervikalen Beschleunigungstraumen. Manu. Med. 33 (1995) 139–143

Weingart, J.R., H.P. Bischoff: Doppler-sonographische Untersuchungen der A. vertebralis unter Berücksichtigung chirotherapeutisch relevanter Kopfpositionen. Manu. Med. 30 (1992) 62–65

Wiesel, S., R. Rothman: Spinal terms. Saunders, Philadelphia 1982

Wolff, H.D.: Die Sonderstellung des Kopfgelenkbereiches aus gelenkmechanischer, muskulärer und neurophysiologischer Sicht. Z. Orthop. 119 (1981) 542–549

Wolff, H.D.: Die Sonderstellung des Kopfgelenkbereiches. Die Voraussetzungen für die Klinik des „hohen Zervikalsyndroms". Allgemeinmedizin 58 (1982) 503–508

Wolff, H.D.: Neurophysiologische Aspekte der Manuellen Medizin. Springer, Berlin 1983

Wolff, H.D.: Bewertungskriterien bei der Begutachtung der HWS. BG Unfallmed. Tagung. Mainz (1988 a) 289–304

Wolff, H.D.: Die Sonderstellung des Kopfgelenkbereichs. Springer, Berlin 1988 b

Wolff, H.-D.: Kopfgelenke und Evolution. Manu. Med. 29 (1991) 41–46

Wolff, H.D.: Zervikalkopfschmerz und Schwindel. Die Rolle der HWS bei Kopfschmerzen und Gleichgewichtsstörungen. Allgemeinarzt 11 (1994) 1–8

Wolff, H.D.: Neurophysiologische Aspekte des Bewegungssystems. Springer, Berlin 1996

Zenner, P.: Die Schleuderverletzung der HWS und ihre Begutachtung. Springer, Berlin 1987

Zimmer-Brossy, M.: Lehrbuch der röntgenologischen Einstelltechnik. Springer, Berlin 1992

Sachverzeichnis

A

Abrechenbarkeit manualmedizinischer Leistungen 64
ACG s. Akromioklavikulargelenk
Akromioklavikulargelenk, orientierende Prüfung 23
Anamnese 10 f
Anteflexion C0/C1, eingeschränkte, Manipulation 44
Anteflexionskopfschmerz 10
Antiphlogistika, nichtsteroidale 56
Arbeitsbewegung 17
Arnold-Chiari-Malformation 48
Ärzteseminar, Anschriften 4
Ärztliche Verordnung physiotherapeutischer Behandlung 57
Atemtechnik 42 f
Atlas 5
Atlastherapie nach Arlen 48
Aufklärung 62
Aufnahme, transorale, nach Sandberg-Gutmann 27
Aufnahmetechnik, Röntgendiagnostik 27
Ausbildung 2
Axis 5

B

Bandscheibenvorfall 30
– zervikaler 11
Befunddokumentation 27
Begutachtung, HNO-ärztliche 75
Behandlung, physiotherapeutische, ärztliche Verordnung 57
Behandlungsplan 36
Beschleunigungsverletzung 30, 65 f
– Begutachtung von Unfallfolgen 75
– Chronifizierung 72
– Pathomechanismus 68
– Quantifizierung 67
Bewegungsminderung, Mobilisation 39
Bewegungsprüfung
– orientierende 18 ff
– segmentale 20
Bewegungssegment
– neurale Versorgung 3
– Verknüpfung der Elemente 3
Bewertung, gutachterliche s. Begutachtung
Blickwendetechnik 42 f
Blockierung 8

C

CCG s. Kraniokorpographie
Chirotherapie, Erwerb der Zusatzbezeichnung 2
Computertomographie
– Indikation 30
– kraniozervikaler Übergang 28
Costen-Syndrom 11

D

Dehnungstechnik 38
Dens, Frakturlinien 69
Diagnostik, weiterführende objektive Methoden 30 ff
Distorsionsprodukt otoakustischer Emissionen 31
Divergenz, gestörte, Manipulation 46
Divergenzbewegung, gestörte, Mobilisation 40
Divergenzprüfung 23
Doppelnelson 47
Doppler-Sonographie, Indikation 30
DPOAE s. Distorsionsprodukt otoakustischer Emissionen
Druck-Zeit-Diagramm 43
Dysfunktion, hypomobile 8
Dysphagie 11

E

Elektromyographie, Indikation 30
Elektronystagmographie, Indikation 31
Emission, otoakustische 31
Endgefühl 17
Equitest s. Posturographie, dynamische
Extension, eingeschränkte, Mobilisation 41

F

Facetteninfiltration 55
Federungstest der ersten Rippe 23
Freiheitsgrade 6
Funktionsstörung, hypomobile
– – Segment C0/C1 44
– – Segment C3/C7 44

G

Gammaschleife 16
GdB-Bewertung 75
Gelenkspiel 8
– Untersuchung 9
Gleichgewichtsstörung 11
Globusgefühl 11
Gutachterliche Beurteilung s. Begutachtung

H

Halswirbelsäule
– anatomische Beschaffenheit 7
– Einzelbewegungen 5
– Freiheitsgrade 6
– funktionelle Anatomie 5 ff
– Manualdiagnostik 1 ff
– Manualtherapie 35 ff
– orientierende Bewegungsprüfung im Sitzen 18 f
– Röntgendiagnostik 27
– Übersichtsdiagnostik 21
Halswirbelsäulen-Weichteildistorsion 65 f
– akute
– – Diagnostik 69 f
– – manualmedizinische Untersuchung 70
– Chronifizierung 72
– manualtherapeutische Erstbehandlung 71 ff
Hautthermographie, Indikation 31
Headsche Zonen 14, 16
Hörstörung 11
HWS s. Halswirbelsäule
HWS-Verletzten-Forum e. V. 74
Hypermobilität 8
Hypomobilität 8

I

Infiltration 51
Inhibitionstechnik 37 f
Injektion 51
Injektionsort
– Kopf-Hals-Gebiet 53 f
– tiefe Nackenmuskulatur 52
Inklination, eingeschränkte Beweglichkeit, Mobilisation 40
Innervationsbereich 3
Inspektion 12 f
Integrationsstörung, sensomotorische 50
Irritationspunkt, muskulärer 38

J

Joint play s. Gelenkspiel

K

Kernspintomographie, Indikation 30
Kiblersche Hautfalte 13
Kiefergelenk, Untersuchung 23
KISS-Syndrom s. Symmetriestörung, kopfgelenksinduzierte
de Kleijnsche Probe 32, 63
Knochenmann 27
Komplikation 62
Kontaktverletzung 66

Sachverzeichnis

Konvergenzbewegung, gestörte, Mobilisation 40
Konvergenzprüfung 23
Kopfgelenk
- anatomische Beschaffenheit 7
- Automobilisationstechnik 43
- Bewegungsumfang 70
- funktionelle Anatomie 5 ff
- Übersichtsdiagnostik 17
Kopf-Hals-Gebiet
- Injektionsorte 53 f
- Schmerzen 11
Kopfschmerz
- posttraumatischer 10
- vasomotorischer 11
- vertebragener, Anamnese 10
Körperproportionen 6
Kraniokorpographie, Indikation 31
Krankengymnast, Liste 58 f
Krankengymnastik 57

L

Lokalanästhesie, therapeutische 51 ff
Low-amplitude-high-velocity-Technik 43

M

Magnetresonanzangiographie 70
- Indikation 30
Maignesches Zeichen 13
Manipulationsbehandlung 43
- medikolegale Aspekte 62 f
Manualdiagnostik, Ziel 2
Manualtherapie
- Einleitung 37
- Halswirbelsäule 35 ff
- im Kindesalter 49 f
MdE-Bewertung 75
Medikamentöse Zusatzbehandlung 56
Meistertechnik 46
Mennell-Zeichen, positives 13
MET s. Muskelenergietechnik
Metamerprinzip 48
Metastase, Röntgenbefund 29
Migraine cervicale s. Zervikalmigräne
Mitnehmertechnik 46
Mobilisationsbehandlung
- aktive 41
- passive 39
Morbus Bechterew, Röntgenbefund 28
MTT s. Trainingstherapie, medizinische
Musculus(-i)
- levator scapulae 42
- scaleni 42
- sternocleidomastoideus 42
Muskelenergietechnik 41
Myogelose 10

N

Nackenmuskulatur
- tiefe 52
- - Injektionsorte 52
Nackenrezeptorfeld 48
Neurocom s. Posturographie, dynamische
Neuromuskuläre Technik s. Technik, neuromuskuläre

Neutral-Null-Methode 27
NMT s. Technik, neuromuskuläre
Non-Kontakt-Verletzung 66
Nozireaktion, Entstehungsmechanismus 13

O

OAE s. Emission, otoakustische

P

Palpation 12 f
Pikkolotraktion 39
PIR s. Relaxation, postisometrische
Posturographie, dynamische
- - Aufbau 33
- - Indikation 31
Potentiale, visuell evozierte, Indikation 31
Probezug 62
Proportionen 6

Q

Quaddelung 51
Quermassage, tiefe 38

R

Reklination, eingeschränkte Beweglichkeit, Mobilisation 40
Relaxation, postisometrische 41
Reservebewegung 17
1. Rippe, Federungstest 23
Rotation, aktive Mobilisation 43
Rückenschule, kleine 61
Rückentraining, aktives 60

S

Schiefhals, akuter 11
Schleudertrauma-Verband 74
Schmerz, akuter
- - medikamentöse Zusatzbehandlung 56
- - Mobilisation 39
- chronischer
- - medikamentöse Zusatzbehandlung 56
- - pseudoradikulärer 10
Schmerzpalpation 12
Schülerkopfschmerz s. Anteflexionskopfschmerz
Schultergelenk, Untersuchung 23
Seitneigemanipulation C0/C1 44
Selbsthilfe-Patientenorganisation 73 f
Selbstübungsbehandlung 58
Spannungskopfschmerz 10
Stellenwert manualmedizinischer Verfahren 2 ff
Stimmstörung 11 f
Strahlengang, Röntgendiagnostik 27
Stroboskopie, Indikation 31
Strukturpalpation 12
Symmetriestörung, kopfgelenksinduzierte 49

Syndrom
- zervikobrachiales posttraumatisches 67
- zervikoenzephales posttraumatisches 67
- zervikomedulläres posttraumatisches 67

T

Technik, neuromuskuläre 41
TEOAE-Muster, Abbruch 76
Therapieplanung 36
Tinnitus 76
TLA s. Lokalanästhesie, therapeutische
Trainingstherapie, medizinische 57
Traktionsmanipulation 44
Traktionsstufe 39
Triggerpunkt 10
- myofaszialer 16

U

Übersichtsdiagnostik 8
- Beweglichkeitsprüfung der Halswirbelsäule 17
Übungsbogen zur häuslichen Therapie 60
Unfallfolgen, Beschleunigungsverletzung, Begutachtung 75
Unfallmechanismus 67

V

Vestibulariskern, Verbindungen 73
Vorgehen, diagnostisches 10 ff

W

Weg-Zeit-Diagramm 43
Weichteiltechnik 37 f

Z

Zentralverband der Krankengymnasten 58
Zervikalmigräne 10
Zervikalstütze 71
Zervikalsyndrom, lokales posttraumatisches 67
Zervikothorakaler Übergang
- - anatomische Beschaffenheit 7
- - Einzelbewegungen 5
- - funktionelle Anatomie 5 ff
- - Manipulation 46
- - Mobilisation 41
- - orientierende Bewegungsprüfung 24 ff
- - Übersichtsdiagnostik 23
ZTÜ s. Zervikothorakaler Übergang
Zusatzbehandlung, medikamentöse 56
Zwischenfall 62

Notizen

Notizen

Notizen

Notizen

Notizen

Notizen